Jill Cory
Karen McAndless-Davis

Wenn der, den du liebst, dir wehtut

Jill Cory
Karen McAndless-Davis

Wenn der, den du liebst, dir wehtut

Hilfe bei seelischer und körperlicher Gewalt in der Beziehung

Aus dem Amerikanischen
von Ursula Bischoff

Kösel

Die Originalausgabe erschien 2016 unter dem Titel
When Love hurts. A Woman's Guide to Understanding Abuse in Relationships
bei New American Library, Berkley, einem Imprint of
Penguin Random House LLC.

MIX
Papier aus verantwortungsvollen Quellen
FSC® C083411
FSC www.fsc.org

Verlagsgruppe Random House FSC® N001967

Deutsche Erstausgabe

This edition published by arrangement with The Berkley
Publishing Group, an Imprint of Penguin Publishing Group,
a division of Penguin Random House LLC.
Umschlag: Weiss Werkstatt München
Umschlagmotiv: © plainpicture / Reilika Landen Bild NR. p971m1138051
Satz: Greiner & Reichel, Köln
Druck und Bindung: CPI books GmbH, Leck
Printed in Germany
ISBN 978-3-466-34676-9
www.koesel.de

Inhalt

Vorwort von Lundy Bancroft 9
Warum wir dieses Buch geschrieben haben 13
Einführung 16
Allisons Geschichte 20

1. Ist mein Partner gewalttätig? 28
Bin ich ein Gewaltopfer? 28
Was stimmt nicht in meiner Beziehung? 32
Was hat mich damals zu ihm hingezogen? 34
Wie konnte es so weit kommen? 36
Was kann ich tun? 37

2. Wie ist der Kreislauf der Gewalt beschaffen? 40
Gibt es ein Muster hinter seinem Verhalten? 40
Warum beinhaltet die Phase der verstärkten Zuwendung keine echte Wende? 48
Wer hat die Kontrolle über den Kreislauf der Gewalt? 53
Folgt der Kreislauf der Gewalt immer dem gleichen Schema? 56

3. Wie erlebe ich den Kreislauf der Gewalt? 59
Warum sind meine Gefühle so zwiespältig? 59
Warum bringt mich die Zuwendungsphase um den Verstand? 61
Warum habe ich das Gefühl, wie auf Eiern zu gehen? 65

Warum ist der Gewaltausbruch so furchtbar? 69
Welche Erfahrungen habe ich mit dem
Kreislauf der Gewalt? 72

4. Welche Formen von Gewalt gibt es? 76
Welchen Übergriffen bin ich ausgesetzt? 767
Wie entsteht das Rad der Macht und Kontrolle? 78
Welche Formen der Gewalt gibt es? 79
Welche Motive verbergen sich hinter seinem Verhalten? 90
Wie ist das Rad der Macht und Kontrolle in meiner
Situation beschaffen? 93
Was ist, wenn ich Klarheit über das Rad der Macht und
Kontrolle in meiner Beziehung gewonnen habe? 94

5. Wie wirkt sich die Gewalt auf mich aus? 100
Wie schwerwiegend ist die Gewalterfahrung? 101
Welche Auswirkungen hat die Gewalt? 103
Werde ich einer Gehirnwäsche unterzogen? 112
Heilt die Zeit alle Wunden? 116

**6. Bin ich für die Gewalt in der Beziehung
verantwortlich?** 118
Liegt die Schuld bei mir? 118
Kann man mein Verhalten auch aus einem anderen
Blickwinkel betrachten? 126
Wer ist in Wirklichkeit für die Situation verantwortlich? 131

7. Warum ist mein Partner gewalttätig? 133
Warum ist mein Partner übergriffig? 133
Welche Überzeugungen haben gewalttätige Männer
verinnerlicht? 139

Warum behandelt er mich nicht mit Respekt? 144
Können sich gewalttätige Männer ändern? 149
Was kann ich von meinem Partner erwarten? 154

8. Welche Auswirkungen hat die häusliche Gewalt auf meine Kinder? 158
Wie wirkt sich die Gewalt meines Partners auf meine Kinder aus? 158
Wie wirkt sich die Gewalt meines Partners auf meine Erziehungskompetenz aus? 162
Warum ergreifen die Kinder Partei für ihren Vater? 168
Wie kann ich den Kindern die Situation erklären? 170
Werden meine Kinder in ihren späteren Beziehungen auch Täter oder Opfer von Gewalt? 172
Wo finde ich als Mutter Hilfe und Unterstützung? 175
Bleiben oder gehen? Was ist das Beste für meine Kinder? 176

9. Wo finde ich Hilfe und Unterstützung? 180
Woher weiß ich, dass ich adäquate Unterstützung erhalte? 180
Mit welchen Hindernissen muss ich rechnen? 185
Warum ist es so schwierig, gute Anlaufstellen zu finden? 188
Wo finde ich die richtige Hilfe und Unterstützung? 191
Wie plane ich die Zukunft? 195

10. Soll ich meinen Partner verlassen? 202
Bleiben oder gehen? 203
Warum fällt mir allein der Gedanke so schwer, ihn zu verlassen? 206
Soll ich bei meinem Partner bleiben, wenn er eine Therapie macht? 207

Warum ist mein Partner auch nach der Trennung noch gewalttätig? 209
Leidet die Beziehung der Kinder zum Vater, wenn ich ihn verlasse? 211
Schaffe ich es, die Kinder allein großzuziehen? 213
Was ist, wenn ich es für besser halte, den Kontakt der Kinder zu ihrem Vater zu unterbinden? 216

11. Wie bewältige ich das Trauma der Gewalt? 219
Warum ist die Erfahrung so schmerzhaft? 219
Ist die Trauer ein Teil des Heilungsprozesses? 220
Warum fällt es mir schwer, zu trauern? 224
Warum trauere ich der Beziehung nach, obwohl ich meinen Partner noch gar nicht verlassen habe? 227
Warum habe ich nach dem Beziehungsaus so widersprüchliche Gefühle? 229
Warum bin ich so wütend? 235
Stimmt etwas nicht mit mir? 237
Warum leide ich unter dem Ende einer so »furchtbaren« Beziehung? 239
Wird mich der Schmerz ein Leben lang begleiten? 240
Kann ich mit Hoffnung in die Zukunft blicken? 242

Nachwort 245
Dank 249
Die Autorinnen 248
Weiterführende Hinweise und Adressen 250

Vorwort

Verletzte Gefühle. Zurückweisung. Demütigung. Einschüchterung. Entwertung. Kränkung. Verwirrung. Verwirrung. Verwirrung. Das sind die Empfindungen, die ein gewalttätiger oder kontrollsüchtiger Mann im Verlauf der Beziehung immer wieder aufs Neue bei seiner Partnerin auslöst.

Aber nur vorübergehend. Nach einer aggressiven Phase gibt er ihr das Gefühl, geliebt zu werden. Begehrenswert zu sein. Etwas ganz Besonderes zu sein. Auf Händen getragen zu werden. Damit löst er einen Wirbelsturm der Gefühle aus, von dem sie sich hin- und hergerissen fühlt wie ein Schiff auf hoher See.

Zu bestimmten Zeiten hat es den Anschein, als wäre ein für alle Mal Schluss mit der fortwährenden Kritik und der Gefühlskälte. In solchen Phasen keimt Hoffnung auf, denn jeder Anflug von Aggressivität fehlt. Doch dann beginnt die emotionale Achterbahnfahrt erneut, meistens völlig unerwartet. Der rasiermesserscharfe Blick kehrt zurück und wieder einmal sieht er nur noch ihre zahllosen »Fehler« und »Unzulänglichkeiten«. Das ewige Auf und Ab der Gefühle zehrt an ihren Kräften und fordert einen hohen Tribut.

Mehr als ein Jahrzehnt ist vergangen, seit ich das Buch *Why Does He Do That?* schrieb, das zu erklären versucht, was in den Köpfen von Männern vorgeht, die ihre Partnerin mit ihrer Zuckerbrot-und-Peitsche-Taktik kontrollieren und niedermachen. Im Laufe der Zeit gelangte ich zu dem Schluss, dass es einerseits zu viel und andererseits zu wenig Informationen enthielt. Ich tat mein Bestes, um einige der Schlüsselfragen zu beantworten, die Frauen in

Bezug auf ihre destruktiven Partner umtreibt: »Warum ist er heute ganz anders als zu Beginn unserer Beziehung?«, »Warum habe ich an manchen Tagen den Eindruck, dass er mich liebt, während er mich an anderen Tagen behandelt, als wäre er meiner überdrüssig?«, »Was will er wirklich?«, »Wird er sich jemals ändern?«

Im Hinblick auf das gewalttätige Verhalten von Männern kamen mir schließlich leise Zweifel, ob ich einer Frage, die für gewaltbetroffene Frauen schwer zu beantworten, aber von existenzieller Bedeutung ist, in meiner Abhandlung genug Aufmerksamkeit geschenkt hatte, und zwar der Frage: »Was soll ich *tun*, wenn ich erkannt habe, was in unserer Beziehung nicht stimmt?«

Unlängst entdeckte ich das Buch von Jill Cory und Karen McAndless-Davis, das Sie nun in den Händen halten. Zum Glück muss ich nun kein ungutes Gefühl mehr haben wegen der Punkte, auf die ich in meiner Abhandlung nicht ausreichend eingegangen war: Die beiden Autorinnen haben die Erfahrungen von Hunderten misshandelter Frauen analysiert und daraus wertvolle Erkenntnisse abgeleitet, die sie in ihrem Buch präsentieren. Für Frauen, die in ihrer Partnerbeziehung chronische emotionale Verletzungen erleiden, ist *Wenn der, den du liebst, dir wehtut* die beste Informationsquelle, die ich kenne.

Hier finden Sie konkrete, praktische Lösungsvorschläge für die Herausforderungen, mit denen Sie konfrontiert sind, wenn Sie sich in einer Gewaltsituation befinden:

- Welche Erklärungen gibt es für das wechselhafte Verhalten meines Partners?
- Warum gebe ich mir die Schuld daran, wie er mich behandelt?
- Woher weiß ich, dass er ernsthaft bemüht ist, sich zu ändern?
- Wie kann ich für meine Sicherheit sorgen?
- Wie gewinne ich die Kontrolle über mein Leben zurück?

Eine Frage können jedoch auch die beiden Autorinnen nicht für Sie beantworten, und zwar, ob Sie Ihren Partner verlassen oder bei ihm bleiben sollten. Aber sie bieten hervorragende Informationen und Einsichten, die dazu beitragen, diese schwierige Entscheidung *für sich selbst* zu treffen, indem sie Ihnen Schritt für Schritt aufzeigen, was Sie bei der Planung Ihres weiteren Lebenswegs bedenken sollten.

Wenn ich eine negative Wirkung nennen müsste, die gewalttätige Männer mit ihrem Verhalten in besonderem Maß verursachen, dann ist es Verwirrung. Eines der warnenden Anzeichen für Gewalt in Ihrer Beziehung ist das Gefühl, keine Ahnung zu haben, was los ist, und sich den Kopf zu zerbrechen, was als Nächstes passieren könnte. Im Laufe der Zeit führt diese Verwirrung zur Lähmung: Wenn man unfähig ist, sich einen Reim auf das Geschehen zu machen, neigt man dazu, gar nichts zu tun, in Schockstarre zu verharren. Ein Aufbruch, in gleich welche Richtung, kann Ängste hervorrufen, denn jeder Weg könnte sich als der falsche erweisen. Frauen, die Gewalt ausgesetzt sind, haben oft das Gefühl, dass ihnen die Kontrolle über ihr eigenes Leben entgleitet.

Wenn der, den du liebst, dir wehtut setzt Verwirrung und Lähmung ein Ende, fördert Klarheit, Erkenntnis und die Wahrnehmung der eigenen Optionen. Hier geht es weniger um die Analyse der Fehler und Versäumnisse in der Beziehung; vielmehr ermöglichen Ihnen die Einsichten in diesem Buch, Ihre persönliche Situation objektiver zu beurteilen. Es spricht ein Thema an, das für gewaltbetroffene Frauen an erster Stelle steht: der Weg in ein selbstbestimmtes Leben. Sie erfahren, wie Sie die Isolation durchbrechen, die durch die Beziehungsgewalt entstanden ist; wie Sie verhindern, immer wieder aufs Neue in den Bann Ihres Partners zu geraten, wenn sich dieser gerade in einer seiner guten Phasen befindet; wie Sie Ihr angeschlagenes Selbstwertgefühl wieder aufbauen und wie Sie den Heilungsprozess einleiten, um das Trauma der Gewalterfahrung zu überwinden.

Dieser Prozess, den Sie schrittweise durchlaufen, könnte zu der Entscheidung führen, dass es an der Zeit ist, die Beziehung zu beenden. Aber das ist nicht zwangsläufig der Fall. Wichtig ist, am Ende Ihre eigenen Entscheidungen zu treffen, statt das Gefühl zu haben, dass Ihr Partner oder das Schicksal über Ihr Wohl und Wehe bestimmt. Sie sollten – und können – Ihr Leben wieder selbst in die Hand nehmen. Und Sie werden einen Weg finden, es zurückzuerobern.

Ich wünsche Ihnen alles Gute für die nächste Phase Ihres Lebens. Es gibt einen Silberstreifen am Horizont und in diesem Buch finden Sie die Orientierungshilfen für den Aufbruch in eine lichtere Zukunft.

Lundy Bancroft

Warum wir dieses Buch geschrieben haben

Bevor dieses Buch entstand, leiteten wir beide Selbsthilfegruppen für Frauen, die in ihren Partnerbeziehungen Gewalt ausgesetzt waren. Wir sahen, wie sich ihr Leben zum Besseren veränderte, wenn sie Unterstützung und sachlich fundierte Informationen zum Thema Beziehungsgewalt erhielten, doch wir mussten zu unserem Leidwesen erkennen, dass viele andere gewaltbetroffene Frauen keinen Zugang zu diesem selbstbefähigenden Informationsmaterial hatten. Gleichwohl war uns klar, dass der Besitz der richtigen Informationen den entscheidenden Unterschied bewirken konnte. Um die Lücke zu schließen, schrieben wir dieses Buch, das Frauen helfen soll, die unzähligen Fragen zu beantworten, die im Zusammenleben mit einem gewalttätigen Partner auftauchen. Die Informationen darin setzen sich aus den Berichten der Teilnehmerinnen an unseren Selbsthilfegruppen und den Geschichten von Frauen mit einer Gewaltbiografie zusammen. Seit die erste Ausgabe des Buches im Jahre 2000 im Selbstverlag erschien, haben wir immer wieder gehört, dass es für viele Betroffene ein Rettungsanker war. Wir deuten diese Aussage auf zwei Ebenen: Das Wissen um die Mechanismen, die in Gewaltsituationen am Werk sind, vermag buchstäblich Leben zu retten. Gleichermaßen wichtig ist, wie die Frauen beteuerten, dass das Buch dazu beigetragen hat, »ihren gesunden Menschenverstand zu bewahren«. Die Gewaltdynamik kann ungemein verwirrend, belastend und isolierend sein. Betroffene Frauen berichten uns häufig, dass sie Angst davor haben, verrückt zu werden. Doch anhand des Buches erkennen sie, dass sie nicht allein sind, dass sie nicht verantwortlich für die Gewalt in der Beziehung sind und dass sie nicht verrückt sind.

Ich entdeckte das Buch während des Aufenthalts in einem Frauenhaus. Es half mir, zu verstehen, was in meiner Beziehung geschah und warum. Ich erkannte, dass ich nicht die Einzige war, der so etwas passierte, und dass alle meine Reaktionen – Verwirrung, Angst, Wut und Traurigkeit – normale Reaktionen auf das Gewaltverhalten darstellten. Dieses Buch sollte jeder Frau auf der Welt zugänglich sein, die Gewalt erfährt. Ich glaube, dass die darin enthaltenen Informationen ungeheuer wichtig sind und dass es die Angst vor dem ersten Schritt in Richtung Heilungsprozess und Freiheit mindert. Ich weiß aus eigener Erfahrung, wie schmerzlich und beängstigend die Situation sein kann und dass Außenstehende sie nicht immer verstehen. Dieses Buch bietet Ihnen, Ihren Freunden und Ihren Angehörigen Antworten und Orientierungshilfen, die dazu beitragen, Ihren Weg zu finden. Seien Sie stark! Sie haben etwas Besseres verdient und Sie sind es wert!

Tammy

Mit der Ermutigung und den Rückmeldungen vieler Frauen erschien 2008 die zweite, überarbeitete Auflage mit zusätzlichem Material. Es erfüllt uns mit Dankbarkeit, dass viele Frauen das Buch nutzen konnten, um ihrem Leben eine entscheidende Wende zu geben. Und nach den bescheidenen Anfängen des Selbstverlags hat nun zu unserer Freude ein namhafter Publikumsverlag das Buch veröffentlicht, sodass die Chance besteht, einen noch größeren Leserkreis zu erreichen.

Seit der ersten Auflage haben wir außerdem festgestellt, dass dieser Leserkreis vielfältiger geworden ist. Auch professionelle Berater, die betroffene Frauen unterstützen, finden das Buch hilfreich. Es trägt dazu bei, die komplexe Situation, in der sich die

Frauen befinden, besser zu erfassen. Viele, die in der Sozialberatung, als Rechtsbeistand oder als Sozialarbeiterinnen in Frauenhäusern tätig sind, betrachten das Buch mittlerweile als hervorragenden Leitfaden für die Beratung und Begleitung der Frauen sowohl auf individueller als auch auf Gruppenebene. Wir ermutigen außerdem Ärzte, Rechtsanwälte, Führer von Religionsgemeinschaften und andere Personen des öffentlichen Lebens, das Buch als Informationsquelle zu nutzen und es an diejenigen weiterzugeben, die bei ihnen Rat oder Orientierung suchen.

Freunde und Familienangehörige werden dieses Buch gleichermaßen nützlich finden. Wenn wir merken, dass jemand, der uns nahesteht, in einer Beziehung Gewalt erfährt, verspüren wir den natürlichen Impuls, das so schnell wie möglich zu beenden. Freunde und Familienangehörige machen dabei oft den Fehler, die Situation übermäßig zu vereinfachen und die Frau zu drängen, sich unverzüglich von ihrem Partner zu trennen oder die Beziehung zu »retten«. Leider gibt es keine Patentlösungen für das Gewirr der ambivalenten Gefühle, der potenziellen Risiken und der praktischen Herausforderungen im Zusammenleben mit einem gewalttätigen Mann. Was betroffene Frauen am meisten brauchen, sind Menschen, die sie unterstützen, ihre schwierige Situation nachvollziehen können und ihnen auch auf lange Sicht beistehen. Dieses Buch kann dazu beitragen, dass Sie eine solche Person werden.

Die Geschichten in diesem Buch beruhen ausnahmslos auf Fakten. Einige dienen als Fallbeispiel, andere werden von den Frauen selbst erzählt. Ihre Namen und charakteristischen Merkmale wurden geändert, um ihre Privatsphäre zu schützen.

Einführung

Liebe sollte eigentlich unterstützend sein. Wir erwarten von unserem Partner, dass er uns Stärke und Trost in schweren Zeiten bietet. Doch was passiert, wenn die Liebe nur noch Kummer und Leid verursacht? Wenn der Partner die Liebe verrät und Sie mit seinen Worten oder seinem Verhalten immer wieder verletzt? Solche Übergriffe lösen oft Verwirrung, Wut, Traurigkeit und sogar Depressionen aus. Die Entscheidung, was Sie tun oder wem Sie sich anvertrauen sollten, kann schwierig sein. Vielleicht haben Sie sich gesagt: »Was soll's? Es gibt Schlimmeres!« Oder: »Ich dramatisiere das Problem.« Vielleicht hat man Ihnen aber auch eingeredet, Ihre Erfahrungen wären Teil der normalen Höhe- und Tiefpunkte in einer Beziehung. Oder Sie sind zu der Schlussfolgerung gelangt, dass das Problem bei Ihnen liegt und Sie diejenige sind, die sich ändern muss. Möglicherweise haben Sie schon oft versucht, Veränderungen in Ihrer Beziehung zu bewirken, scheitern aber immer wieder.

Wir haben das Buch für Frauen geschrieben, die in ihrer derzeitigen Partnerbeziehung Gewalt ausgesetzt sind oder in einer früheren Beziehung Gewalt erlebt haben.* Wenn Ihnen Ihr Partner keine physischen Verletzungen zugefügt hat, fragen Sie sich vielleicht, ob es sich überhaupt um eine Gewalterfahrung handelt. Vielleicht hat man Ihnen erklärt, dass von Gewalt nur dann die Rede sein kann, wenn Sie geschlagen oder auf andere Weise

* Zu den primären Lesern gehören Frauen mit männlichen Partnern, aber die Informationen sind auch dann hilfreich, wenn Sie in einer gleichgeschlechtlichen Beziehung leben, in der es Gewalt gibt.

körperlich misshandelt wurden. Das sehen wir anders. Von den betroffenen Frauen wissen wir, dass alle Formen der Gewalt zerstörerisch sind, und deshalb beziehen wir die unterschiedlichen Ebenen ein: verbale, emotionale, finanzielle, sexualisierte, psychologische, spirituelle und physische Übergriffe.

Vielleicht haben Sie sich isoliert und von der Situation überfordert gefühlt; deshalb hoffen wir, dass dieses Buch ein hilfreicher Begleiter auf der Reise sein kann, die vor Ihnen liegt. Frauen sind daran gewöhnt, von Experten, Familienangehörigen und Freunden die unterschiedlichsten Ratschläge zu erhalten, was sie tun »sollten«. Man legt ihnen nahe, die Beziehung zu beenden oder zu retten, das eigene Verhalten zu ändern oder den Partner einfach so zu akzeptieren, wie er ist. Wir glauben jedoch, dass Sie die einzige Expertin sind, wenn es gilt, Ihre Situation zu beurteilen; nur Sie können wissen, was für Sie am besten und sichersten ist. Frauen haben uns berichtet, dass dieses Buch ihnen ermöglicht hat, ihre Situation aus einem neuen Blickwinkel zu betrachten. Wir schlagen weder vor, an Ihrer Beziehung festzuhalten noch einen Schlussstrich zu ziehen. Unser Ziel ist es, Sie zu unterstützen und Ihnen Informationen zu geben, die Ihnen helfen, Ihre eigene Erfahrung besser zu verstehen und einzuordnen und zu erkennen, dass Ihnen verschiedene Handlungsoptionen offenstehen.

In diesem Buch begegnen Sie Frauen, die von ihrem Partner verraten und in welcher Form auch immer misshandelt wurden. Sie beschreiben den Schmerz, die Verwirrung in ihrer Beziehung und die Wege, die sie auf der Suche nach Erklärungen und Antworten gegangen sind. Wir haben die Geschichten der Frauen aus zwei Gründen eingefügt. Erstens möchten wir Ihnen helfen, sich weniger isoliert zu fühlen. Viele der Geschichten in diesem Buch werden Ihnen vertraut vorkommen. Bis zu diesem Zeitpunkt waren Sie vielleicht überzeugt, dass Ihre Situation ein Einzelfall ist. Das ist ein Irrtum, wie Sie sehen werden. Und zweitens wissen wir, dass Frauen aus den Erfahrungen anderer Frauen lernen, dass sie Kraft und wichtige Einsichten daraus ableiten. Wir hoffen, dass Sie dadurch Ihre eigene Geschichte besser verstehen.

Die im Buch aufgeführten Selbsttests stammen aus unserem Beratungsprogramm. Erfahrungen schriftlich festzuhalten, hilft dabei, Gedanken zu ordnen. Wenn Sie mit Ihrem Partner zusammenleben, befürchten Sie vielleicht, er könnte Ihre Aufzeichnungen finden und gegen Sie verwenden. In diesem Fall sollten Sie überlegen, ob Sie persönliche Bewertungen auslassen oder das Buch an einem Ort aufbewahren, zu dem Ihr Partner keinen Zugang hat.

Wir möchten Sie dazu ermutigen, das Buch in Ihrem eigenen Tempo zu lesen. Einige Frauen lesen es in einem Rutsch von Anfang bis Ende durch, weil sie erleichtert sind, etwas gefunden zu haben, was ihre Erfahrungen in Worte fasst. Gehen Sie so vor, wie Sie es für richtig halten. Wenn Sie sich überfordert fühlen oder die Informationen schwer verdaulich sind, gönnen Sie sich eine Pause. Wenn Sie eine Freundin oder professionelle Berater haben, die Ihr Vertrauen genießen, nutzen Sie die Chance, mit ihnen darüber zu sprechen.

Noch ein Wort zum Thema Sicherheit. Für Sie bedeutet das möglicherweise nur physische Unversehrtheit. Wir beziehen jedoch stets die emotionale und körperliche Sicherheit ein, weil sie gleichermaßen wichtig sind. Frauen haben bestätigt, dass emotionale Gewalt ebenfalls hochgradig destruktiv sein kann und bisweilen zu gefährlichen oder sogar lebensbedrohlichen Situationen führt. Wenn Sie das Gefühl haben, dass Sie oder Ihre Kinder in Gefahr sind, hat Sicherheit die höchste Priorität. Das kann den Ausstieg aus der Beziehung unabdingbar machen, wenn auch vielleicht nur für eine Weile. Suchen Sie Zuflucht an einem geschützten Ort, beispielsweise in einem Frauenhaus, wo Sie Ihre Lage in Ruhe überdenken und Ihre Optionen ausloten können.

Wenn Sie immer wieder von dem Menschen verletzt werden, den Sie lieben, reicht die Tatsache, dass Sie ihn lieben, oft nicht mehr aus. Es erfordert großen Mut, umzuschalten und zu beginnen, sich tiefer gehende Fragen zu stellen. Wir hoffen, dass dieses Buch Ihnen helfen kann, auf Ihrer Suche nach einer besseren und gewaltfreien Zukunft Antworten zu finden.

Jill Cory und Karen McAndless-Davis

Allisons Geschichte

Diese Geschichte einer Frau bildet den Auftakt des Buches. Allison ist nicht ihr richtiger Name, aber ihre Erfahrungen sind real. Vielleicht spiegeln sie auch Aspekte Ihres eigenen Lebens wider. Gleichzeitig wissen wir natürlich, dass jede Frau einzigartig ist, genau wie die Situation, in der sie sich befindet; daher müssen nicht alle Teile der Geschichte auf Sie zutreffen. Es ist auch möglich, dass Allisons Entscheidungen für Sie nicht nachvollziehbar sind. Doch jede Frau findet ihre eigenen Problemlösungen, und es handelt sich hier um Allisons Weg und ihre Geschichte. Sie sollten das tun, was sich für Sie richtig anfühlt, selbst wenn Sie noch nicht genau wissen, was es ist.

Ich habe Paul während eines Fluges kennengelernt. Wir kamen ins Gespräch und er meinte: »Wie wäre es mit einem gemeinsamen Dinner und einem Film?« Das bedeutete, dass wir uns in der Mitte des Flugzeugs einen Platz suchten, um miteinander zu essen und den Film anzuschauen. Ich fand das Ganze sehr schmeichelhaft. Ich dachte: »So ein attraktiver, charmanter Mann, und er hat mich angesprochen. Wie großartig!«

Wir unterhielten uns lange und sehr angeregt, aber ich war sicher, dass wir nach dem Flug getrennte Wege gehen würden, da wir in verschiedenen Städten lebten. Zu meiner Überraschung eröffnete er mir nach der Landung, dass er sich noch ein paar Tage in der Stadt aufhalten würde und ob wir uns nicht am folgenden Abend treffen wollten. Wir gingen zum Essen und sahen uns ein Theaterstück an. In der Nacht blieb ich bei ihm im Hotel, was sehr romantisch war. Und aufregend. Rückblickend wird mir jedoch klar, dass alles viel zu schnell passierte.

Von da an trafen wir uns öfter. Er rief mich ständig an, machte mir kleine Geschenke, schrieb Karten. Kein Mann hatte mich jemals so verwöhnt und ich war hingerissen. Doch nach ein paar Monaten erhielt ich mitten in der Nacht einen befremdlichen Anruf von ihm. Er war betrunken und nahm mich regelrecht ins Kreuzverhör, warum ich nicht ans Telefon gegangen sei, er hätte mich tagsüber mehrmals zu erreichen versucht. Das war das erste Anzeichen, dass es ein Problem gab. Doch so etwas war bisher nie vorgekommen, deshalb wollte ich die Sache nicht unnötig aufbauschen.

Wir unternahmen viel miteinander, aber unterschwellig hatte ich immer ein ungutes Gefühl. Sein Interesse an mir war zu intensiv und ich hatte Zweifel bezüglich der Beziehung. Als ich meine Bedenken äußerte, beruhigte er mich mit den Worten: »Keine Sorge, ich habe mir fest vorgenommen, dir zu beweisen, dass ich der Richtige für dich bin.«

Paul setzte mich massiv unter Druck, mit ihm zusammenzuziehen, und er machte mir relativ früh einen Heiratsantrag. Es war ziemlich verwirrend – er schien Feuer und Flamme zu sein, aber es behagte mir nicht, dass er mir so zusetzte; ich wollte nichts übereilen. Er erklärte, er könne sich gut vorstellen, Kinder mit mir zu haben. Das wiederum gefiel mir; ich war neunundzwanzig Jahre alt, liebte Kinder und fand, es sei der richtige Zeitpunkt, eine Familie zu gründen.

Dennoch war ich oft frustriert, schon am Anfang unserer Beziehung. Paul schien mich nie richtig zu verstehen; selbst wenn ich ihm die Situation in allen Einzelheiten erläuterte, legte er sie falsch aus. Er wurde wütend und verdrehte mir die Worte im Mund. Ich erinnere mich, dass ich ihm einmal erklärte, es wäre mir lieber, unsere Beziehung langsamer anzugehen; daraufhin warf er mir vor, ich wolle mich mit anderen Männern treffen. Aus heutiger Sicht war das ein Warnsignal, das ich damals jedoch übersah.

Nach solchen Gesprächen zweifelte ich meistens an meiner Kompetenz, meinem gesunden Menschenverstand. Ich gab mir große Mühe, zu kommunizieren und meine Ansichten zu äußern, aber er griff mich ständig verbal an. Es war nervenaufreibend.

Eines Abends, als wir zu einer Party bei Freunden fuhren und ich am Steuer saß, gerieten wir in Streit über meine Kleidung, und plötzlich schlug er mir mit der Faust aufs Bein. Ich hielt sofort an und er fing an herumzubrüllen. Ich hatte wirklich Angst vor ihm. Später entschuldigte er sich und erklärte, er habe befürchtet, dass andere Männer mich attraktiv finden könnten. Er versprach, dass so etwas nie wieder vorkommen würde. Aber es war nicht das letzte Mal. Er ohrfeigte oder boxte mich noch öfter und manchmal schlug ich zurück. Niemand hatte mich jemals verprügelt und ich war auch noch nie handgreiflich geworden! Heute ist mit klar, dass ich versucht habe, mich zu verteidigen, aber damals hatte ich das Gefühl, ich sei keinen Deut besser als er.

Wir waren etwa zehn Monate zusammen, als ich an einer schweren Grippe erkrankte, so dachte ich zumindest. Ich hatte Gliederschmerzen und fühlte mich ständig erschöpft. Ich schleppte mich zur Arbeit, funktionierte, keine Ahnung, wie. Und ich brach beim kleinsten Anlass in Tränen aus. Ich erinnere mich, dass mein Chef mich eines Tages bat, einen Fehler in einem Bericht zu korrigieren, den ich verfasst hatte, und als ich in mein Büro zurückkehrte, war ich am Boden zerstört. Schließlich ging ich zu meiner Hausärztin, die eine schwere Depression feststellte. Sie meinte, das sei auch die Ursache für meine Gewichtszunahme in jüngster Zeit – auf die Paul mit harscher Kritik reagiert hatte. Meine Hausärztin verschrieb mir Antidepressiva und erkundigte sich nach besonderen Vorkommnissen in meinem Leben – am Arbeitsplatz und in meiner Beziehung. Ich erklärte ihr, alles sei in bester Ordnung. Obwohl ich genau wusste, dass dem nicht so war. Rückblickend ist mir bewusst, dass meine Depression weitgehend mit Paul in Zusammenhang stand.

Ungefähr zu dieser Zeit begannen Paul und ich eine Paartherapie. Ich dachte, wir hätten ein Kommunikationsproblem und ein Fachmann könne uns helfen. Als ich ihm eröffnete, dass Paul mich schlug, erklärte der Therapeut, dass er nicht mit Paaren arbeiten würde, in deren Beziehung es Gewalt gäbe. Er empfahl mir, Paul nicht länger zu provozieren, und Paul solle aufhören, handgreiflich zu werden. Da der Therapeut ein Fachmann war, war ich bereit, seinen Rat zu befolgen. Ich bemühte mich, mehr auf Paul einzugehen, aber es änderte nicht das Geringste. (Selbst nach unserer Trennung verwendete Paul die Worte des Therapeuten gegen mich, um mir vorzuhalten, dass ich ihn ständig »provoziert« und die Probleme in unserer Beziehung verursacht hätte.)

Trotzdem hielten wir Ausschau nach einem Haus, das wir gemeinsam kaufen und beziehen wollten. Ich hatte meine Zweifel, aber Paul war sehr überzeugend. An dem Tag, als der Kaufvertrag geschlossen wurde, stellte ich fest, dass ich schwanger war. Die Schwangerschaft war nicht geplant, aber wir freuten uns beide. Damit wurde es noch schwieriger, Nein zu allem zu sagen – zum gemeinsamen Hausstand, dem Baby, dem Partner. Ich wusste, dass es ja eigentlich genau das war, was ich in meinem Leben haben wollte, und deshalb bemühte ich mich, die Bedenken auszublenden. Ich dachte: »Ich bin ein Mensch, der sich ständig verunsichert fühlt; daran muss ich arbeiten.«

Sobald wir das Haus bezogen hatten, eskalierten die Auseinandersetzungen. Eines Abends schlug Paul während eines Streits mit einem schweren Kristallglas auf mich ein, wobei er mich mehrmals am Kopf traf. Es war das erste Mal, dass ich sichtbare Verletzungen hatte. Die Platzwunden hätten eigentlich genäht werden müssen, aber ich fuhr nicht ins Krankenhaus. Ich war in der fünfzehnten Woche schwanger und fühlte mich emotional und körperlich ausgelaugt. Eine Fahrt in die Notaufnahme hätte die häusliche Situation nur verschlimmert. Ich erzählte niemandem davon, weil ich wusste, dass man mich gedrängt hätte, Paul zu verlassen, und ich wusste, dass ich das nicht konnte. Da ich schwanger war, dachte ich: »Ich muss dafür sorgen, dass die Beziehung funktioniert.«

Bei Alex' Geburt war Paul hilfsbereiter, als ich mir jemals erhofft hätte: Er blieb die ganze Zeit an meiner Seite; er versuchte, es mir während der Wehen so bequem wie möglich zu machen, und beruhigte mich, wenn ich einer Panik nahe war. Am Tag danach rief er mich am späten Abend in der Klinik ein. Er brüllte mich an, weil ich während der Entbindung ständig mit der Hebamme geredet und mit dem Arzt »geflirtet« hätte. Am Telefon machte er mir eine schreckliche Szene, aber wenn er mich besuchte, verwöhnte er mich, brachte mir Blumen und meine Lieblingspralinen. Ich war völlig durcheinander.

Sobald wir mit dem Baby zu Hause waren, blieb die ganze Arbeit an mir hängen. Paul dachte nicht im Traum daran, Alex anzuziehen, zu baden, zu füttern oder die Windeln zu wechseln. Ich hatte angenommen, dass wir das gemeinsam tun würden, und war enttäuscht über seinen Egoismus.

Selbst zu diesem Zeitpunkt hatten wir noch gute Zeiten miteinander, aber stets im Wechsel mit schlechten Phasen. Wir machten lange Spaziergänge mit dem Baby, staunten, wie schnell es sich zu einer kleinen Persönlichkeit entwickelte, aber immer öfter bemängelte er meine Fähigkeiten, ein Kind großzuziehen.

Wir gingen gern essen und überließen Alex hin und wieder für ein paar Stunden einem Babysitter, damit wir »Zeit zu zweit« genießen konnten. Doch die kinderfreien Abende endeten meistens mit einem Streit. Ich dachte, dass wir beide versuchten, an unserer Beziehung zu arbeiten, aber es gab immer Spannungen. Nie wusste ich, was ihn als Nächstes in Wut versetzen würde.

Nach der Geburt des Babys war Paul seltener handgreiflich, aber emotional und finanziell viel kontrollierender. Wir hatten vereinbart, dass ich nach der Geburt des Kindes aufhören würde zu arbeiten, aber seit ich kein Gehalt mehr bezog, war ich finanziell völlig von ihm abhängig. Ich musste ihn um jede Kleinigkeit bitten – das Geld für Lebensmittel und Windeln eingeschlossen. Er schrie mich an, ich gäbe viel zu viel aus, aber die Haushaltskosten hielten sich absolut im Rahmen. Offenbar hatte er keine Ahnung, wie viele Windeln ein Baby verbraucht!

Meine Verwirrung wuchs. Paul schlug mich nicht mehr, aber ich hatte mehr Stress und Angst. Ich setzte mich mit einer Beratungsstelle in Verbindung. Dort stellte man mir viele Fragen und gab mir die Kontaktdaten einer Selbsthilfegruppe für Frauen, die Opfer häuslicher Gewalt geworden waren. Zuerst zögerte ich, dorthin zu gehen, weil ich nicht das Gefühl hatte, in diese Kategorie zu gehören. Zugegeben, Paul war ein Kontrollfreak, aber nicht mehr gewalttätig, dachte ich. Ich entschloss mich letztlich, es dennoch zu versuchen, weil ich verzweifelt war. Die Geschichten anderer Frauen zu hören, war ungeheuer befreiend. Ich hatte sofort das Gefühl, dass sie mich und die Ungereimtheiten in der Beziehung zu Paul verstanden. Heute ist mir bewusst, dass Paul mit der Zeit einfach lernte, sein Gewaltverhalten besser zu kaschieren. Es hatte den Anschein, als hätte er seine Wut besser im Griff, weil er mich nicht mehr schlug, aber er übte in verstärktem Maß Macht und Kontrolle über mich aus. Es fiel mir schwer, ernsthaft in Betracht zu ziehen, ihn zu verlassen, weil ich nicht mehr das Gefühl hatte, physisch gefährdet zu sein. Es dauerte lange, bis ich herausfand, was zu einem normalen Streit gehört und was übergriffig ist.

Viele Faktoren hielten mich davon ab, meine Koffer zu packen. Ich war der Ansicht, ich hätte versagt, wenn es mir nicht gelang, die Beziehung zu retten, und ich hatte mir immer eine komplette Familie gewünscht. Ich liebte mein Zuhause und konnte mir nicht vorstellen, es zu verlassen. Außerdem drohte Paul jedes Mal, wenn ich mit dem Gedanken spielte, die Beziehung zu beenden, das Sorgerecht für Alex zu beantragen, und da ich dann keinen Anspruch auf Unterhalt hätte, stünde ich völlig mittellos da. Ich fürchtete, Alex' Leben durcheinanderzubringen und alles zu verlieren, was mir etwas bedeutete.

Wir trennten uns am Ende, aber Paul machte mir diesen Schritt so schwer wie möglich. Er sagte mir den Kampf an, gleich ob es um das Sorgerecht, den Umgang mit seinem Sohn oder die Unterhaltszahlungen ging.

Auch als ich Abstand zu Paul gewonnen hatte, setzte er sein aggressives Verhalten fort, aber es traf mich lange nicht mehr so hart wie früher. Die nachhaltige Unterstützung meiner Frauengruppe wirkte Wunder. Meine Familienangehörigen und Freunde hatten endlich mitbekommen, wie Paul mich in Wirklichkeit behandelte, und waren erleichtert, dass ich mich von ihm getrennt hatte. Es war eine große Hilfe, dass sie mich nicht drängten, die Beziehung zu retten.

Einige der Entscheidungen, die ich treffen musste, waren wirklich schwierig, und ich hatte keinerlei Gewähr, dass sich letztlich doch noch alles zum Guten wenden würde. Ich hatte Angst, das Sorgerecht für Alex zu verlieren und ihm kein Zuhause bieten zu können, in dem er sicher und geborgen aufwachsen konnte.

Doch trotz Pauls anhaltender Versuche, uns zu schikanieren und zu kontrollieren, ist unser Leben erheblich besser und friedvoller geworden. Alex und ich sind glücklich in unseren eigenen vier Wänden und in unserer neuen Nachbarschaft; wir zwei sind eine harmonische kleine Familie. Nicht alle Frauen sehen sich gezwungen, ihre Beziehung zu beenden, um sich sicher zu fühlen, aber ich habe es getan.

1. Ist mein Partner gewalttätig?

Ich habe mich nie als Gewaltopfer betrachtet. Die einzigen Vorstellungen, die ich davon hatte, stammten aus dem Fernsehen. Ich dachte dabei an bildungsferne, schwache Frauen, die verprügelt und misshandelt werden. Das alles traf auf mich nicht zu. Und mein Partner entsprach keineswegs dem klassischen Bild eines Gewalttäters. Ich fand, dass solche Männer hemmungslos waren, sich nicht unter Kontrolle hatten – sie tranken zu viel, waren brutal und hasserfüllt. Das Verhalten meines Partners war damit nicht zu vergleichen, aber dennoch verwirrend. Ich sah, wie nett und zuvorkommend er gegenüber unseren Freunden und Verwandten sein konnte. Auch mich behandelte er oft überaus liebevoll, und das war einer der Gründe, warum ich ihn liebte. Das Problem war, dass er leicht die Beherrschung verlor, und wenn er wütend war, konnte er sehr verletzend werden. Da sich dieses Verhalten immer nur gegen mich richtete, gelangte ich irgendwann zu der Überzeugung, dass ich die Schuld an seinen Ausrastern trug.

Maggie

Bin ich ein Gewaltopfer?

Fiel es Ihnen schwer, dieses Buch in die Hand zu nehmen? Ist es schwierig, den Gedanken zuzulassen, dass Ihnen in Ihrer Beziehung Gewalt widerfährt? Wenn es Ihnen schwerfällt, sich diese

Fragen zu stellen, kann ich Sie trösten: Sie sind nicht die Einzige. Viele Frauen können sich nur schwer eingestehen, dass ihr Partner gewalttätig ist. Das lässt sich unter anderem auch auf die negativen Stereotypen von den »weiblichen Gewaltopfern« und den »männlichen Gewalttätern« zurückführen, die in unserer Kultur verankert sind. Viele Menschen würden Frauen, die sich in einer Gewaltbeziehung befinden, einen Mangel an Durchsetzungsvermögen, Armut, Bildungsferne, Unsicherheit, Unfähigkeit, Grenzen zu setzen, oder eine Neigung zu Fehlentscheidungen zuschreiben. Doch Tatsache ist, dass sich Frauen mit übergriffigen Partnern nicht von anderen Frauen unterscheiden. Unter ihnen befinden sich Berufstätige und Hausfrauen, Wohlhabende und Arme. Von Gewalt betroffene Frauen gibt es in allen Bevölkerungsschichten, unabhängig von Einkommen, Kultur, religiöser Zugehörigkeit, Bildungsstand und Herkunft.

Auch die gewalttätigen Männer lassen sich nicht über einen Kamm scheren und einem bestimmten Typus zuordnen. Die meisten Menschen verbinden damit auf Anhieb das Bild eines brutalen, ungehobelten Schlägers mit mangelnder Impulskontrolle – ungebildet, unfähig, seinen Arbeitsplatz über einen längeren Zeitraum zu halten, Alkoholiker oder drogensüchtig. Doch auch das ist ein Klischee: In Wirklichkeit sind viele gewalttätige Männer beruflich erfolgreich, engagieren sich in ihrer Gemeinde und gelten als aufrechte Bürger. Auf Außenstehende wirken sie charmant und kontraktfreudig. Freunde, Verwandte und Nachbarn halten sie für nett, weil es ihnen hervorragend gelingt, ihre Gewalttätigkeit zu verbergen. Möglicherweise gelten sie als gute Väter. Und einige von ihnen scheinen gegenüber Frauen sogar ganz progressive Einstellungen zu haben.

Vielleicht fällt es Ihnen schwer, Übereinstimmungen zwischen Ihren eigenen Erfahrungen und den typischen negativen Stereotypen zu sehen. Wenn weder Sie noch Ihr Partner den Beschreibungen entsprechen, mag es kaum vorstellbar sein, dass auch Ihnen Gewalt widerfährt. Wir möchten Sie daher ermutigen, Ihrer persönlichen Wahrnehmung mehr Beachtung zu schenken als den gängigen Klischees. Sie werden im Verlauf der Lektüre feststellen, dass wir selten Begriffe wie »Gewaltopfer« oder »misshandelte« Frauen verwenden. Das liegt daran, dass die Frauen mehr sind als das, was man gemeinhin der Kategorie »Opfer« zuordnet. Sie besitzen zahlreiche individuelle Eigenschaften und Fähigkeiten. Es gibt keine typischen Merkmale, die gewaltbetroffene Frauen kennzeichnen, abgesehen von der Gewalterfahrung selbst. Deshalb sollten Sie sich stets vor Augen halten: *Ihre Gewalterfahrungen haben nichts mit Ihrer wahren Identität – mit Ihrem inneren Erleben, Ihrem Selbstwert und Ihrem Selbstverständnis – zu tun.*

Es kann hilfreich sein, sich all die negativen Beschreibungen bewusst zu machen, die man mit den Stereotypen in Zusammenhang bringt. Nehmen Sie sich einen Moment Zeit, um über die Klischeevorstellungen nachzudenken, die viele Menschen von den »Opfern« in einer gewaltgeprägten Beziehung haben, und notieren Sie diese.

Würden Sie sich selbst so definieren? Wohl kaum. Niemand würde sich in diesen Stereotypen widergespiegelt sehen. Zum Glück entsprechen sie nicht der Realität. Frauen, die in einer Gewaltbeziehung leben, haben nur eines gemein: Ihre Partner sind übergriffig, in welcher Form auch immer. Klingt einleuchtend, oder? Erstaunlich ist nur, wie viele gesellschaftlich verankerte Vorstellungsbilder uns von dieser grundlegenden Wahrheit ablenken.

Eine weitere Fehlauffassung besteht darin, Partnergewalt auf physische Gewalt zu beschränken. Viele Frauen sind der Meinung, dass von Gewalt keine Rede sein kann, weil ihr Partner sie weder schlägt noch auf andere Weise handgreiflich wird oder ihnen äußere Verletzungen zufügt. Doch Gewalt kann sehr wohl verschiedene Formen annehmen. Vielleicht übt Ihr Partner auf subtilere Weise Gewalt aus, zum Beispiel auf der emotionalen, finanziellen oder sexuellen Ebene.

Wenn Sie dieses Buch zur Hand genommen haben, stört Sie offensichtlich irgendetwas an der Dynamik Ihrer Beziehung oder am Verhalten Ihres Partners. Wir hoffen, Ihnen auf den folgenden Seiten Wege aufzuzeigen, wie Sie Klarheit in Ihre Situation bringen und Entscheidungen bezüglich Ihres weiteren Lebenswegs fällen können.

Als ich begann, mich mit dem Thema Gewalt gegen Frauen auseinanderzusetzen und mich einer Selbsthilfegruppe anschloss, hatte ich widersprüchliche Gefühle. Einerseits war ich froh, endlich herauszufinden, was in meiner Partnerschaft tatsächlich falsch lief. Andrerseits kämpfte ich mit Schamgefühlen, weil ausgerechnet mir so etwas passierte. Dazu kam die Angst davor, meinen Partner verlassen zu müssen, wenn ich mir eingestehen würde, dass er gewalttätig war. Eine Trennung wollte ich nicht. Rückblickend ist mir bewusst, dass diese ambivalenten Gefühle völlig natürlich waren und ich keine andere Wahl hatte, als geduldig und nachsichtig mit mir selbst zu sein.

Sarah

Was stimmt nicht in meiner Beziehung?

Vielleicht haben Sie sich diese Frage schon gestellt. Und vermutlich haben Sie bereits die unterschiedlichsten Erklärungen in Betracht gezogen, um das Problem zu verstehen. Schauen wir uns einige dieser Erklärungsversuche an.

In der Regel geht man davon aus, dass beide Partner für Beziehungsprobleme verantwortlich sind. Redensarten wie »Es gehören immer zwei dazu« spiegeln diese kulturelle Überzeugung wider. Wenn Beziehungen von gegenseitigem Respekt geprägt sind und die Frauen keinen Grund haben, sich über die Reaktionen oder Verhaltensweisen ihrer Partner den Kopf zu zerbrechen, sind wir auch der Ansicht, dass beide gleichermaßen verantwortlich für Probleme in der Beziehung sind. Doch eine gemeinsame Verantwortung gestaltet sich schwierig, wenn der Mann auf Macht und Kontrolle in der Beziehung bedacht ist und seine Dominanz mit Gewalt geltend macht. In solchen Fällen wird der Frau häufig unterstellt, sie sei Ursache des aggressiven Verhaltens – sie habe ihn provoziert. Auf die eine oder andere Art lastet man ihr stets eine Teilschuld an. Aber: Sie sind in keiner Weise für die Gewalt verantwortlich, die Ihr Partner Ihnen zufügt! Er allein trägt die Verantwortung für seine Handlungen und Entscheidungen. Nichts, was Sie sagen, tun oder unterlassen, kann die Übergriffe Ihres Partners rechtfertigen.

Nach unserer Erfahrung suchen Frauen, die sich in einer Gewaltsituation befinden, häufig nach Lösungen und Erklärungen, die ihre Beziehung verbessern könnten. Vielleicht haben Sie bereits eine entsprechende Beratungsstelle oder einen Therapeuten aufgesucht, allein oder gemeinsam mit Ihrem Partner. Vielleicht haben Sie Ihrem Partner nahegelegt, ein Wutmanagement-Training zu absolvieren (oder selbst daran teilgenommen). Vielleicht haben Sie schon mehrere Selbsthilfebücher durchgearbeitet, in denen es heißt, das Problem sei auf die Unterschiede zwischen Männern und Frauen zurückzuführen und Sie müssten Ihren Partner einfach so akzeptieren, wie er ist. Manche weisen auch darauf hin, dass Sie beide voneinander abhängig sind, dass Sie Ihren Partner zu sehr lieben oder Probleme haben, sich selbst zu behaupten. Auf der Grundlage solcher Empfehlungen von Beziehungsratgebern und Paarberatern haben Sie möglicherweise versucht, Ihr eigenes Verhalten zu ändern, damit Ihr Partner Sie endlich mit Respekt behandelt.

Wenn Sie von Gewalt betroffen sind, wird das Problem weiterbestehen, egal, wie sehr Sie sich bemühen, Veränderungen bei sich selbst, Ihrem Partner oder in Ihrer Beziehung herbeizuführen. Das liegt daran, dass die grundlegende Ursache des Problems *sein* Gewaltverhalten ist – sein Bedürfnis, in der Beziehung die alleinige Kontrolle auszuüben. Es ist eine Ironie des Schicksals, dass Sie den wichtigsten Einflussfaktor in einer gewaltgeprägten Beziehung nicht ändern können – die Übergriffigkeit Ihres Partners. Die Entscheidung, auf Gewalt zu verzichten, liegt allein bei ihm. Alles, was in Ihrer Beziehung geschehen ist und geschieht, steht in ursächlichem Zusammenhang mit dieser Gewaltdynamik. Wenn ein Mann Gewalt anwendet, ist er allein dafür verantwortlich.

Sie können nichts tun, um Ihren Partner zu ändern, aber Sie können etwas für sich selbst tun.

Was hat mich damals zu ihm hingezogen?

Erinnern Sie sich an die erste Begegnung mit Ihrem Partner? War er damals schon genauso aggressiv wie heute? Hat er Ihnen die Hand geschüttelt und sich mit den Worten vorgestellt: »Hallo, ich bin Bob und ich bin gewalttätig. Wie wäre es, wenn wir zusammenziehen?« Wohl kaum. Andernfalls hätten Sie ihm unverzüglich eine Abfuhr erteilt! Und wenn er Sie bei Ihrer ersten Verabredung genauso behandelt hätte wie jetzt, hätten Sie ihn dann noch einmal getroffen?

Wenn Frauen an die Anfänge ihrer Beziehung zurückdenken, beschreiben sie diese im Allgemeinen als positiv und liebevoll. Sie haben keine übergriffigen Verhaltensweisen bemerkt ... bis die Beziehung enger wurde. Wenn die Teilnehmerinnen an einer Gruppentherapie die positiven Eigenschaften ihrer Partner in der Kennenlernphase aufzählen, kommt immer eine umfangreiche Liste zustande. Genau wie Sie hat keine der betroffenen Frauen es für möglich gehalten, dass sich daraus eine Gewaltbeziehung entwickeln könnte.

Manche Frauen beschreiben ihren Partner als jemanden, der immer hart gearbeitet und sich auch in Krisensituationen bewährt hat. Einige erklären, er sei ein »Familienmensch«, der Wert auf einen guten Draht zu seinen Kindern legt und die Kontakte zur Verwandtschaft zu schätzen weiß. Andere führen an, dass sie gute Gespräche mit ihrem Partner geführt oder sich in seiner Gesellschaft rundum wohlgefühlt haben.

Vermutlich gibt es noch weitere Eigenschaften, die Sie bei Ihrem Partner anziehend fanden. Um welche es sich auch handeln mag, es waren positive Merkmale. Denken Sie an die anfänglichen Erfahrungen mit ihm und an die Dinge zurück, die Sie liebenswert fanden. Was hat Sie an ihm interessiert? Listen Sie die Persönlichkeitsmerkmale auf, die Sie damals fasziniert haben, nicht jene, die Sie jetzt an ihm sehen.

____

____

____

____

Schauen Sie sich die Eigenschaften an, von denen Sie damals dachten, dass Ihr Partner sie hat. Waren sie nicht attraktiv und positiv? Es ist wichtig, sich daran zu erinnern, dass Sie sich zu seinen guten Seiten hingezogen gefühlt haben. Gewalttätigkeit wäre kein Anreiz für Sie gewesen. Die Liste, die Sie gerade aufgestellt haben, könnte von jedem, der in einer Beziehung ist, gemacht worden sein.

Zu Beginn Ihrer Beziehung hatten Sie also einen überwiegend positiven Eindruck von Ihrem Partner. Andernfalls hätten Sie die Beziehung wahrscheinlich beendet, noch ehe sie richtig begonnen hätte. Und bestimmt verfügt er auch heute noch über einige gute Eigenschaften.*

* Manche Frauen machen im Lauf ihrer intimen Beziehungen mehrmals Gewalterfahrungen. Sollte das auf Sie zutreffen, konzentrieren Sie sich auf jeweils eine Beziehung, wenn Sie das Buch durcharbeiten.

Wie konnte es nur so weit kommen?

Als Sie Ihren Partner kennenlernten, gab es vermutlich eine romantische Phase, die Ihnen Freude gemacht und die Beziehung gefestigt hat. Im Laufe der Zeit könnte jedoch etwas geschehen sein, das Sie stutzig gemacht oder ein ungutes Gefühl bei Ihnen ausgelöst hat. Vielleicht ist Ihr Partner plötzlich laut geworden, hat Ihnen vorgeworfen, eine Affäre zu haben, hat Sie beleidigt, endlos mit Ihnen gestritten oder mit Gegenständen um sich geworfen.

Bei einigen Frauen kann die erste Gewalterfahrung noch subtiler gewesen sein. Vielleicht kam er mit erheblicher Verspätung zu einer Verabredung, ohne eine Entschuldigung oder plausible Erklärung zu liefern. Oder es stellt sich heraus, dass er gemeinsamen Freunden eine vertrauliche und peinliche Geschichte über Sie erzählt hat. Erinnern Sie sich jedoch daran, dass dieses befremdliche Verhalten Ihres Partners, wie demütigend oder aggressiv es auch gewesen sein mag, in einem relativ positiven Kontext geschah.

Vermutlich haben Sie diesen erstmaligen »Ausrutscher« ausgeblendet. Sie hatten gute Gründe, ihn zu ignorieren. Vielleicht hatte Ihr Partner eine Erklärung für sein Verhalten oder hat sich bei Ihnen entschuldigt. Großzügig wie Sie sind, haben Sie die Erklärung oder Entschuldigung wahrscheinlich akzeptiert. Sie haben sich womöglich gesagt, dass niemand perfekt ist und Meinungsverschiedenheiten bei Paaren normal sind. Oder Sie haben seine zahlreichen guten Eigenschaften in die Waagschale geworfen, alles, was Sie an ihm zu schätzen gelernt hatten. Deshalb waren Sie nach einem vagen Gefühl des Unbehagens vermutlich bestrebt, über das Verhalten Ihres Partners hinwegzusehen, um die Verbundenheit und emotionale Nähe wiederherzustellen.

Wäre das Fehlverhalten Ihres Partners ein einmaliger »Ausrutscher« gewesen, gäbe es kein Problem. Aber es wiederholte sich, immer und immer wieder.

Was kann ich tun?

Wenn Ihr Partner Ihnen seine Ansichten und Überzeugungen aufgezwungen hat, könnte es sein, dass Sie Ihren eigenen Gedanken in Bezug auf die Beziehung nicht mehr trauen. Wenn er erklärt: »Hättest du mich nicht provoziert … Wärst du nicht so träge / dumm / zickig …, dann würde ich ganz anders reagieren«, fühlen Sie sich vielleicht unter Druck, die Schuld an den Problemen auf sich zu nehmen. Vielleicht haben Freunde, Familienangehörige und Beziehungsexperten darüber hinaus auch noch den Standpunkt vertreten: »So etwas kommt in jeder Beziehung vor«, »An einer Ehe muss man arbeiten« oder »Er hatte eine schlimme Kindheit und du solltest ihn mehr unterstützen.« Solche Pauschalurteile führen zu noch mehr Zweifeln daran, ob Sie die Beziehungsprobleme richtig beurteilen. Vielleicht befürchten Sie auch, dass andere Ihre Ängste und Sorgen hinsichtlich der Beziehung für unbegründet halten. Wir hoffen, dass Sie im Laufe der Lektüre Ihre Beziehung und das Verhalten Ihres Partners auf eine Weise deuten können, die Ihre ureigenen Erfahrungen, Gedanken, Gefühle und Erkenntnisse widerspiegeln. Sie werden dann mit Ihren eigenen Worten beschreiben können, was für ein Mensch Sie sind, was Sie von Ihrem Leben erwarten und was von einem Partner.

Wahrscheinlich tun Sie schon viel, um Ihre Situation genauer unter die Lupe zu nehmen – um Ihren eigenen Bedürfnissen gerecht zu werden und Ihre unmittelbare und langfristige Zukunft zu planen. Vielleicht ist Ihnen nicht klar oder Sie machen sich falsche Vorstellungen, welches Ausmaß an mentaler und emotionaler Arbeit mit einem solchen Schritt verbunden ist. Beziehungsratgeber lesen, sich um eine adäquate Beratung oder Therapie kümmern, sich während den Atempausen in der stressreichen Beziehung so gut wie möglich entspannen, To-do-Listen schreiben, Geld zurücklegen, den Kindern besondere Aufmerksamkeit widmen und für ihre Sicherheit sorgen – das sind nur einige Beispiele für die vielfältigen Aspekte einer aktiven Selbstfürsorge. Und jeder dieser kleinen Schritte ist extrem wichtig!

Und noch etwas können Sie in dieser Zeit tun: das Verhalten Ihres Partners beobachten und mit den Versprechen vergleichen, die er Ihnen gegeben hat. Wir bezeichnen das als »Indizien sammeln«. Es bedeutet, dass Sie sein Verhalten als sichtbarstes Zeichen seiner tatsächlichen Absichten werten. Dass Sie seinem Handeln mehr Gewicht beimessen als seinen Worten. Wenn Ihr Partner beispielsweise gelobt, in Zukunft ehrlicher zu sein, Sie aber weiterhin belügt, sollten Sie sich fragen, ob er nur ein Lippenbekenntnis abgelegt hat.

Viele Frauen finden das Konzept des Indiziensammelns hilfreich, während andere sich nur schwer dazu durchringen können. Für sie fühlt es sich falsch an, das Verhalten ihres Partners so zu durchleuchten. Sie haben ihm vertraut und waren immer loyal. Geht es Ihnen auch so? Sie waren bestrebt, das Beste in ihm zu sehen, und haben im Gegenzug das Gleiche erwartet. Doch in Gewaltsituationen, in denen er Sie verletzt – der Mensch, bei dem Sie sich eigentlich sicher und geborgen fühlen sollten –, lässt er diese Grundeinstellung vermissen. Er hält die Versprechen nicht ein, die er Ihnen zu Beginn der Beziehung gegeben hat, obwohl sie Ihnen vermutlich als Ansporn dienten, der Beziehung immer wieder eine Chance zu geben. Wenn er jedes Mal hoch und heilig schwört, sein Verhalten zu ändern, können Sie davon ausgehen, dass alles beim Alten bleibt. So verlockend es auch sein mag, an Ihren Partner und seine Beteuerungen zu glauben, es könnte an der Zeit sein, seinen *Taten* mehr Aufmerksamkeit zu schenken als seinen *Worten*. Deshalb sind wir der Meinung, dass die Fokussierung auf die Indizien – die sichtbaren Zeichen seines Verhaltens – in stärkerem Maß als seine Versprechen dazu beitragen, Klarheit über die Vorgänge in Ihrer Beziehung zu gewinnen und Ihre emotionale Verwirrung zu verringern.

2. Wie ist der Kreislauf der Gewalt beschaffen?

Das Verhalten meines Partners hat mich beinahe um den Verstand gebracht. Es kam mir willkürlich und unkontrolliert vor. Er explodierte beim geringsten Anlass. Der objektive Blick auf den Kreislauf der Gewalt half mir, sein Verhalten endlich zu durchschauen. Ich begriff, dass es einem Muster folgte und einem ganz bestimmten Zweck diente.

Sheila

Gibt es ein Muster hinter seinem Verhalten?

Den meisten Frauen, die mit einem übergriffigen Partner zusammenleben, fällt es schwer, ein Muster in der Gewalt zu erkennen. Sein Verhalten wirkt bizarr, sprunghaft und unberechenbar. Sie können nicht glauben, dass jemand an einem Tag liebevoll und zärtlich und am nächsten Tag grausam und boshaft sein kann. Oft hat es den Anschein, als sei sein verletzendes Verhalten auf vereinzelte Vorfälle beschränkt. Im Allgemeinen wird er als »idealer Partner« betrachtet, trotz seiner gelegentlichen Entgleisungen. Oder sie spüren, dass er zu weit geht, können sich aber keinen Reim auf das Geschehen machen.

Wenn Frauen erfahren, dass dem Gewaltverhalten ein Muster und eine bestimmte Absicht zugrunde liegt, wird ihnen vieles klar. Dieses Verhaltensmuster bezeichnen die Experten als Kreislauf oder Zyklus der Gewalt.* Er besteht aus drei deutlich voneinander abgegrenzten Phasen. Sie werden im Folgenden eingehend erläutert und beschreiben einige Verhaltensweisen gewalttätiger Partner.

Die drei Phasen des Kreislaufs der Gewalt

- Phase der verstärkten Zuwendung
- Phase des Spannungsaufbaus
- Phase des Gewaltausbruchs

Die erste Phase im Kreislauf der Gewalt ist durch verstärkte Zuwendung gekennzeichnet. Bei den meisten Frauen beginnt die Partnerbeziehung mit dieser Phase, die sie häufig als besonders intensive Zeit der Liebeswerbung erleben, ähnlich wie Flitterwochen. Diese Anfangsphase, in der Sie das Gefühl haben, auf Händen getragen zu werden, und die Beziehung sich festigt, kann Wochen oder Monate andauern. Erinnern Sie sich an das erste Kapitel, wo es darum ging, welche Eigenschaften Sie zunächst so anziehend an Ihrem Partner fanden? Dabei ging es um die *Phase der verstärkten Zuwendung*, in der Sie sein Verhalten als positiv und ihn als aufmerksam und rücksichtsvoll wahrgenommen haben. Vielleicht hat er Sie in dieser Zeit mit Geschenken überhäuft, Versprechungen gemacht oder sich einfach angenehm oder »normal« verhalten. Sie fassten den Entschluss, gemeinsam eine harmonische Beziehung aufzubauen. Einige Frauen erklärten, dass ihnen in der Anfangsphase alles ein wenig zu schnell ging, doch

* Der Gewaltkreislauf wurde erstmals von Lenore Walker in dem Buch *The Battered Woman* (Harper and Row, New York 1979) präsentiert.

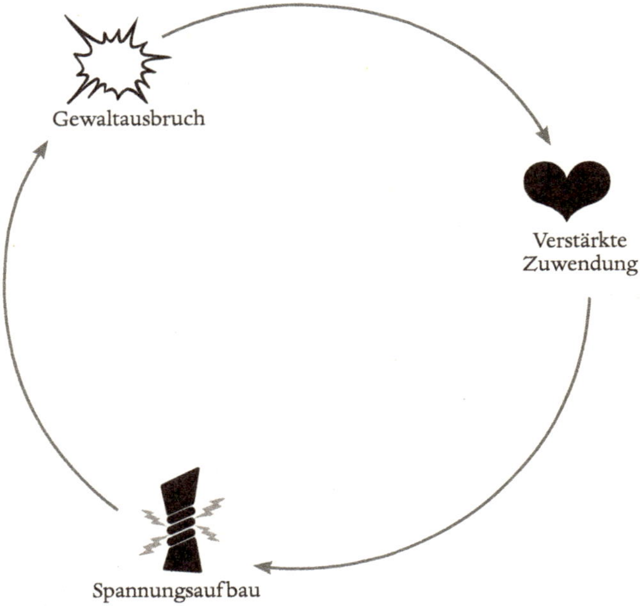

Der Kreislauf der Gewalt

dass sie ihre Bedenken über Bord warfen, weil die Beziehung insgesamt stimmig gewesen sei.

Auf die verstärkte Zuwendung folgt in der Regel eine Phase, in der sich *Spannung aufbaut*. Die Länge ist unterschiedlich. Einige gewalttätige Männer sind während dieser Zeit, die Minuten, Stunden, Wochen oder Monate andauern kann, mürrisch, schweigsam, unberechenbar oder launisch, was nach und nach zu unerträglichen Spannungen in der Beziehung führt. Zunächst kann die Veränderung im Verhalten Ihres Partners subtil und schleichend sein. Vielleicht macht er eine sarkastische Bemerkung oder einen kränkenden Witz auf Ihre Kosten. Vielleicht taucht er betrunken bei Ihnen zu Hause auf oder nötigt Sie mehr oder weniger zum Sex. Vielleicht hören Sie tagelang kein Wort von ihm, und wenn er sich endlich bei Ihnen meldet, erklärt er, er hätte ein wenig Abstand gebraucht, weil Sie zu »anhänglich« oder zu anstrengend waren. Wenn Sie zum ersten Mal mit einem solchen befremdlichen Verhalten konfrontiert werden, das Zweifel an Ihrem Partner weckt, reagieren Sie vermutlich verwundert oder verwirrt. Sie versuchen vielleicht, sein Verhalten den normalen oder verständlichen Höhen und Tiefen zuzuordnen, die in jeder Beziehung vorkommen. Doch der Kreislauf der Gewalt nimmt seinen Lauf und das Verhalten Ihres Partners kann bereits in der Phase des Spannungsaufbaus eskalieren. Vielleicht greift er zu unverblümten Drohungen, wird plötzlich wütend oder feindselig. Vielleicht kontrolliert er Sie auf Schritt und Tritt, verlangt Auskunft darüber, wo und mit wem Sie Ihre Zeit verbracht haben. Viele Frauen berichten, dass ihr Partner sie in dieser Phase fortwährend kritisiert, dass sie ihm nichts recht machen können. Einige Männer ziehen sich zurück, legen eine Beziehungspause ein, wirken desinteressiert und kühl. Sie rechtfertigen ihr Verhalten mit einem Vorwand, beispielsweise Stress im Beruf oder finanziellen Sorgen. Andere weisen der Partnerin oder den Kindern die Schuld an der Entstehung der Beziehungsprobleme zu. Viele Männer leugnen, dass es überhaupt eine Beziehungskrise gibt, und beharren darauf, ihr eigenes Verhalten sei ohne Fehl und Tadel. Doch wenn sich der Kreislauf der Gewalt fortsetzt, haben die Frauen das Gefühl, auf Eiern zu gehen; sie leben in ständiger Angst und setzen alles daran, eine weitere Eskalation oder einen Gewaltausbruch zu vermeiden.

Die Zeit des Spannungsaufbaus geht in die *Phase des Gewaltausbruchs* über. Die ersten einschlägigen Vorfälle sind für Sie vielleicht »keine große Sache«, weil sie oft wie ein Missverständnis, eine Meinungsverschiedenheit oder ein Streit anmuten. Vermut-

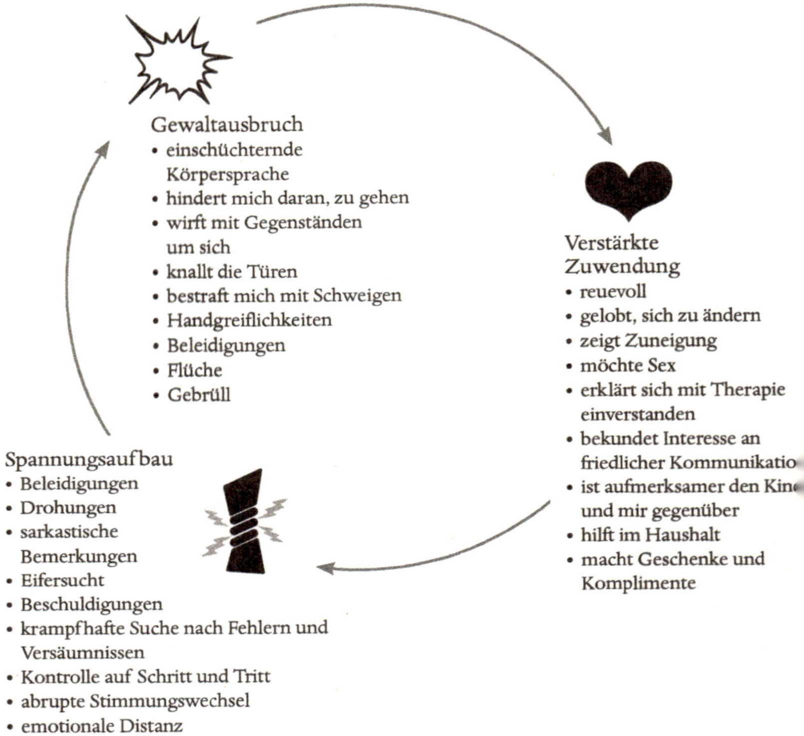
Gewaltausbruch
• einschüchternde Körpersprache
• hindert mich daran, zu gehen
• wirft mit Gegenständen um sich
• knallt die Türen
• bestraft mich mit Schweigen
• Handgreiflichkeiten
• Beleidigungen
• Flüche
• Gebrüll
Verstärkte Zuwendung
• reuevoll
• gelobt, sich zu ändern
• zeigt Zuneigung
• möchte Sex
• erklärt sich mit Therapie einverstanden
• bekundet Interesse an friedlicher Kommunikatio
• ist aufmerksamer den Kin
und mir gegenüber
• hilft im Haushalt
• macht Geschenke und Komplimente
Spannungsaufbau
• Beleidigungen
• Drohungen
• sarkastische Bemerkungen
• Eifersucht
• Beschuldigungen
• krampfhafte Suche nach Fehlern und Versäumnissen
• Kontrolle auf Schritt und Tritt
• abrupte Stimmungswechsel
• emotionale Distanz

Der Kreislauf der Gewalt: Beispiel für sein Verhalten

lich haben Sie seine Reaktion nicht als Akt der Gewalt aufgefasst, aber ganz in Ordnung war sie nach Ihrem Empfinden auch nicht – und mit Sicherheit kam sie völlig unerwartet. Vielleicht ist Ihr Partner laut geworden oder hat Sie übel beschimpft. Vielleicht hat er die Türen zugeknallt oder einen Blumentopf auf den Boden gedonnert. Oder er hat sich wortlos umgedreht und Sie eine Zeit lang »mit Schweigen betraft«. Im Verlauf der Beziehung werden Sie feststellen, dass die Phasen des Gewaltausbruchs immer intensiver werden, geprägt von erbarmungslosen Attacken, sei es auf der physischen, verbalen, psychischen oder sexuellen Ebene. Vielleicht hat Ihr Partner das Bankkonto abgeräumt oder Sie beschuldigt, fremdzugehen. Vielleicht hat er gedroht, Ihnen die Kinder wegzunehmen oder sich an Ihrer Familie oder Ihren Freunden zu rächen. Solche Entgleisungen können im weiteren Verlauf der Beziehung in immer kürzeren Abständen erfolgen. Es kommt Ihnen vermutlich so vor, als hätte Ihr Partner zwei Gesichter, wie Dr. Jekyll und Mr. Hyde.

Nach dem Gewaltausbruch kehrt Ihr Partner vermutlich in die Phase der verstärkten Zuwendung zurück. Er stellt das negative oder bedrohliche Verhalten ein und zeigt Ihnen die Seite seiner Persönlichkeit, die Sie zu Beginn Ihrer Beziehung so anziehend fanden. Er entschuldigt sich vielleicht oder gelobt, nie wieder so aggressiv zu reagieren, oder er verhält sich einfach auf eine Weise, die für Sie akzeptabel ist. Es gibt viele Taktiken, die er einsetzen kann, um Sie davon zu überzeugen, bei ihm zu bleiben. Als warmherziger Mensch, der nicht nachtragend ist, akzeptieren Sie seine Entschuldigung, sein Versprechen oder seine Verhaltensänderung, die hoffen lässt. Sie setzen die Beziehung fort und der Zyklus der Gewalt nimmt seinen Lauf.

Im realen Leben ist der Kreislauf der Gewalt nicht immer so klar strukturiert oder vorhersehbar. Sie merken vielleicht, dass das Verhalten Ihres Partners in der Spannungsaufbau- und Gewaltausbruchphase immer extremer wird. Auch das Verhalten in der Zuwendungsphase kann sich wandeln. Vielleicht fühlt sich Ihr Partner bemüßigt, noch mehr Geschenke und Versprechungen zu machen, um Sie »zurückzugewinnen«. Einige Frauen stellen fest, dass die Zuwendungsphase buchstäblich verschwindet und die Beziehung von den Phasen des Spannungsaufbaus und der Gewaltausbrüche bestimmt wird.

Manche Leute denken, dass die Gewalt nur in der Phase des

2. Wie ist der Kreislauf der Gewalt beschaffen?

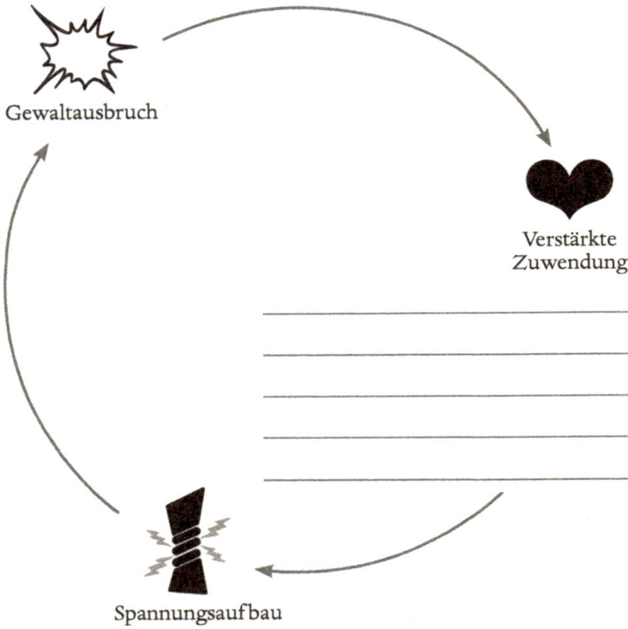

Der Kreislauf der Gewalt

Gewaltausbruchs stattfindet und die Übergriffe ein Ende haben, sobald die Zuwendungsphase erreicht und die Beziehung wieder »auf Kurs gebracht« ist. Wenn Sie den Zyklus jedoch genauer betrachten, erkennen Sie, dass die Aktivitäten Ihres Partners in allen Phasen des Kreislaufs darauf abzielen, seine Macht und Kontrolle aufrechtzuerhalten. *Jede Phase des Kreislaufs ist von Übergriffen gekennzeichnet,* wenn auch in unterschiedlicher Form und mit unterschiedlichen Auswirkungen auf Sie.

In Diagramm von Seite 45 sind Beispiele eingefügt, die auf den Erfahrungen der Frauen in unseren Selbsthilfegruppen basieren. Sie veranschaulichen die Verhaltensweisen von gewalttätigen Männern in jeder einzelnen Phase.

Versuchen Sie, Klarheit über den Kreislauf der Gewalt in Ihrer eigenen Beziehung zu gewinnen. Beginnen Sie mit der Phase der verstärkten Zuneigung. Beschreiben Sie die Verhaltensweisen und Überzeugungen Ihres Partners, die Sie positiv bewerten oder zu Beginn Ihrer Beziehung anziehend fanden. Danach listen Sie die Verhaltensweisen Ihres Partners während der Phasen des Spannungsaufbaus und des Gewaltausbruchs auf.

Der Versuch, die Beziehung irgendwie weiterzuführen und die Spannungsaufbau- und Gewaltausbruchphase zu vermeiden, beansprucht oft die gesamte Kraft und Konzentrationsfähigkeit, wie uns betroffene Frauen bestätigt haben. Es bleibt wenig Zeit, um über die Verhaltensmuster nachzudenken, die sich dahinter verbergen. Wir hoffen, dass Sie anhand des Gewaltkreislaufs, den Sie für sich selbst beleuchten, die Taktiken Ihres Partners klarer erkennen.

Warum beinhaltet die Phase der verstärkten Zuwendung keine echte Wende?

Für viele Frauen ist die Phase der verstärkten Zuwendung der unverständlichste Teil des Kreislaufs der Gewalt. Ihr Partner präsentiert sich Ihnen als liebevoll oder reumütig, aber bei Ihnen bleibt ein vages Gefühl des Unbehagens. Die Zwiespältigkeit der Gefühle hat zur Folge, dass Sie der Beziehung noch einmal eine Chance geben. Beispielweise ändert Ihr Partner sein Verhalten oder verspricht es zumindest just in dem Moment, in dem Sie beschlossen haben, »einen Schlussstrich zu ziehen« und möglicherweise bereits Pläne für den Ausstieg aus der Beziehung schmieden. Nun schöpfen Sie wieder Hoffnung und sind bestrebt, die Krise zu bewältigen. In der Zuwendungsphase behandelt er Sie liebevoll und zuvorkommend, doch viele Frauen mussten rückblickend feststellen, dass dieses Verhalten dazu diente, sie zu manipulieren, wie folgendes Beispiel zeigt.

Irene ist schon lange unglücklich in ihrer Ehe. Sie hat mehrmals in Betracht gezogen, ihren Mann zu verlassen. Eines Abends streiten die beiden stundenlang wegen ihrer finanziellen Situation. Dean steigert sich immer mehr in die Auseinandersetzung hinein, bis er Irene anbrüllt und sie beschimpft. Sein Verhalten ist beängstigend, und Irene beschließt, auszuziehen. Am nächsten Morgen ist Dean wie ausgewechselt, hilft ihr, die Kinder für die Schule fertig zu machen (was er noch nie getan hat) und entschuldigt sich für sein Verhalten am Abend zuvor. Er räumt ein, dass er ein Problem mit Ärger und Wut hat, und verspricht, eine Aggressionsbewältigungstherapie zu machen. Seine Unterstützung bei der Betreuung der Kinder, die Entschuldigung und das Versprechen, professionelle Hilfe in Anspruch zu nehmen, veranlassen Irene, Hoffnung zu schöpfen. Sie beschließt, der Beziehung noch eine Chance zu geben.

Die Zuwendungsphase ist verwirrend, weil *das scheinbar fürsorgliche Verhalten in Wirklichkeit oft Kontrollverhalten ist.* Mag sein, dass Sie den Gedanken abwegig finden, aber gehen Sie ihm nach. Rufen Sie sich Wiedergutmachungsversuche Ihres Partners während dieser Phase in Erinnerung, beispielsweise Geschenke, das Versprechen, sich zu bessern, eine Entschuldigung, Sex oder Mithilfe bei der Kinderbetreuung. Was für ein Gefühl lösen sie bei Ihnen aus? Stellen Sie – obwohl Sie verständlicherweise dankbar sind, dass der Gewaltausbruch vorüber ist – bisweilen fest, dass Sie noch nicht wirklich bereit sind, auf das Friedensangebot einzugehen?

Frauen sehen sich oft außerstande, diese Wiedergutmachungsversuche (die ihnen aufgenötigt werden) in der Zuwendungsphase abzulehnen. Sie wissen, dass es Konsequenzen hat, wenn sie nicht darauf eingehen. Wenn Sie die Motive Ihres Partners durchschauen, erkennen Sie, dass auch die versöhnlichen Gesten weitgehend dem Erhalt der Macht und Kontrolle über Sie dienen. Es mag den Anschein erwecken, als sei er aufrichtig um Ihr Wohl bemüht, doch dahinter verbirgt sich sein Streben nach Dominanz.

Gehen wir der Sache auf den Grund. Haben Sie das Gefühl, dass es Ihnen freisteht, seine Annäherungsversuche zurückzuweisen, ohne den nächsten Gewaltausbruch zu riskieren? (Wir schlagen nicht vor, es darauf ankommen zu lassen, denn das könnte Zündstoff für den nächsten Konflikt bieten. Fragen Sie sich nur, ob es möglich wäre.) Wenn er beispielsweise in der Zuwendungsphase mit einem teuren Geschenk nach Hause kommt, haben Sie dann die Wahl, es unverhohlen zurückzuweisen? Können Sie unbedenklich äußern, dass es besser gewesen wäre, das Geld zum Begleichen der offenen Rechnungen statt für Schmuck auszugeben? Können Sie »Nein danke« sagen, wenn er einen gemeinsamen Spaziergang vorschlägt? Können Sie ihm sagen, dass Sie zu erschöpft sind und keine Lust auf einen Spaziergang haben, ohne Angst haben zu müssen, dass Sie dafür büßen müssen?

Stellen Sie sich folgendes Szenario vor: Sie wollen gemeinsam mit Ihrer Freundin ein paar Leute zum Essen einladen. Sie einigen sich darauf, dass es in ihrem Haus stattfinden soll, weil es mehr Platz bietet; dann wird Ihre Freundin krank und hütet die ganze Woche über das Bett. Um sie zu entlasten, bieten Sie an, ihr bei den Vorbereitungen zu helfen, beispielsweise zu putzen. Ihre Freundin lehnt dankend ab, weil es ihr peinlich ist, dass die Hausarbeit liegen geblieben ist. Wie reagieren Sie? Werden Sie ausfallend? Sagen Sie ihr, es sei dumm von ihr, das Angebot abzulehnen, und kränkend, aber das sei wieder mal wieder typisch, alles müsse sie ruinieren; mit ihrer Teilnahme am Essen brauche sie jedenfalls nicht mehr zu rechnen? Wohl kaum, aber genauso verhält sich möglicherweise Ihr Partner, wenn Sie ihm während der Zuwendungsphase einen Strich durch die Rechnung machen, indem Sie anders reagieren als erwünscht.

Wenn Sie zu der Schlussfolgerung gelangen, dass Sie die Annäherungsversuche Ihres Partners in der Zuwendungsphase besser nicht ablehnen sollten, sagt das bereits einiges über seine wahren Motive aus. Sie sollten die Möglichkeit haben, frei zu entscheiden, ob Sie ein »Geschenk« oder eine »versöhnliche Geste« annehmen wollen. Lässt er Ihnen keine Wahl, ist sein Kontrollbedürfnis eindeutig stärker als seine Sorge um Ihr Wohl. Wenn Sie nicht auf sein Friedensangebot eingehen, besteht die Gefahr, dass er wieder aggressiv oder verletzend wird. Möglich wäre auch, dass er beleidigt ist und Ihnen heimlich grollt oder dass er Ihnen vorwirft, Sie wären »nicht bereit, an der Beziehung zu arbeiten«. Solche Reaktionen stellen andere Formen der Gewalt dar, auf die wir im vierten Kapitel eingehen.

Während der Zuwendungsphase hat es den Anschein, als wäre

Ihr Partner ernsthaft bemüht, sich zu bessern, doch im Laufe der Zeit beginnen Sie, seine Wiedergutmachungsaktionen aus einem anderen Blickwinkel zu betrachten. Sie erkennen, dass sein Verhalten einzig darauf abzielt, seinen Willen durchzusetzen; es wurzelt weder in aufrichtigem Interesse an Ihrem Wohl noch in der Bereitschaft, seinen Beitrag zu einer guten Beziehung zu leisten. Seine Annäherungsversuche sind in Wirklichkeit reine Manipulation. Diese Erkenntnis kann schmerzhaft sein. Selbst wenn er liebevoll und fürsorglich erscheint, geht es ihm nur darum, die Kontrolle über Sie zu sichern. Die beiden folgenden Fallbeispiele veranschaulichen diesen Punkt.

Mein Partner hat mir ein neues Handy geschenkt. Ich hätte liebend gern darauf verzichtet, aber das konnte ich ihm nicht sagen. Dann wäre er sauer geworden. Jetzt kann ich nicht einmal mehr zum Einkaufen in den Supermarkt fahren, ohne dass er mich anruft und wissen will, was ich gerade mache. Ich muss mir genau überlegen, wen ich anrufe, weil er den Vertrag abgeschlossen hat und die Rechnung erhält. Er besteht darauf, dass ich das Handy ständig bei mir habe, »zu meiner eigenen Sicherheit«. Wenn ich es zu Hause lasse, wirft er mir vor, ich sei vergesslich und wüsste sein Geschenk nicht zu schätzen.

Janine

Ich leide an einer chronischen Erkrankung und habe viele Arzttermine. Mein Partner besteht darauf, mich jedes Mal zu begleiten. Zuerst dachte ich, er käme aus Sorge um mich und meine Gesundheit mit. Doch inzwischen habe ich das Gefühl, dass er der Wortführer bei dem Arztgespräch ist und der Doktor mehr auf ihn hört als auf mich.

Audrey

Die Zuneigungsphase hinterlässt bei einer Frau ein Gefühl der Verwirrung, und zwar deshalb, weil sie verwirrend ist. Nach dem Gewaltausbruch hat sie vielleicht den Entschluss gefasst, sich aus der Beziehung zu lösen. Doch dann verhält sich der Partner wie in den Flitterwochen, sodass sie Schuldgefühle bekommt, wenn sie mit dem Gedanken spielt, ihn zu verlassen. Es hat den Anschein, als sei er ernsthaft bemüht, sich zu ändern. Er verspricht vielleicht, professionelle Hilfe in Anspruch zu nehmen oder »alles zu tun«, was in seiner Macht steht, um die Beziehung zu retten. Frauen fühlen sich infolgedessen oft verpflichtet, zu bleiben und ihm »noch eine Chance« einzuräumen. Einige Aspekte dieser Zuwendungsphase geben ihnen Anlass zur Hoffnung, während sie zu anderen Zeiten das Gefühl haben, in der Falle zu sitzen.

Die Phase der verstärkten Zuwendung sorgt dafür, dass Sie weiterhin an der Beziehung arbeiten. Wenn der Zyklus nur noch aus Spannungsaufbau- und Gewaltausbruchphase bestünde, würden Sie die Hoffnung vermutlich aufgeben. Doch Ihr Partner ist nicht immer aggressiv; manchmal zeigt er sich von seiner guten Seite und Sie fühlen sich zu ihm hingezogen. Seine Beteuerungen während der Zuwendungsphase scheinen ernst gemeint und Sie möchten ihm glauben. Da sich sein Verhalten gebessert zu haben scheint und Sie hoffen, dass der Wandel dieses Mal echt und von Dauer ist, setzen Sie die Beziehung fort. Aus diesem Grund beschreiben manche Frauen diese Phase des Gewaltkreislaufs als Falle. Die Hoffnung, die Ihr Partner in Ihnen weckt, ist der Haken, mit dem er Sie ködert und in der Beziehung hält. Man könnte sie auch als Phase der manipulativen Liebenswürdigkeit bezeichnen, denn genau das verbirgt sich hinter seinem Verhalten. Auch wenn er Sie auf Händen trägt, die Zuwendung, die Sie erfahren, läutet keine echte und dauerhafte Wende ein.

Die Phase der verstärkten Zuwendung kann auch vollends entfallen. Einige Frauen erleben nur noch ein ständig wiederkehrendes Muster von Spannungsaufbau und Gewaltausbruch. Das ist häufig der Fall, wenn sie wirklich in der Falle sitzen und der Partner sich gar nicht erst um ein liebe- und reuevolles Verhalten bemühen muss, um ihren Ausstieg aus der Beziehung zu verhindern. Frauen sehen oft keinen Ausweg, wenn sie beispielsweise kleine Kinder und kein eigenes Einkommen haben, in einer ländlichen oder abgeschiedenen Region ohne Infrastruktur leben, unter Gesundheitsproblemen leiden oder ihre gesamten Ersparnisse in seine geschäftlichen Aktivitäten investiert haben. Bei solchen Lebensumständen kann sich der Partner die Mühe sparen, liebenswürdig zu sein, um sie in die Beziehung einzubinden. Sie ist bereits an ihn gefesselt.

Fakt ist: Es könnte Ihnen schwerfallen, zu akzeptieren, dass auch die Phase der verstärkten Zuwendung ein negatives und zerstörerisches Element der Beziehung ist. Vielleicht haben Sie sich genau an diesen Teil geklammert, weil er der einzige Hoffnungsschimmer ist, dass Ihr Partner sich in Zukunft ändern wird – und weil Sie sich in dieser Zeit sicherer und eigenständiger gefühlt haben.

Wer hat die Kontrolle über den Kreislauf der Gewalt?

Der Kreislauf der Gewalt gehört Ihrem Partner. Er kontrolliert seinen Ablauf. Er benutzt ihn als Waffe, um mithilfe bestimmter Taktiken sein Ziel zu erreichen: die Sicherung der Macht über Sie. Vielleicht haben Sie sein Verhalten noch nie aus diesem Blickwinkel betrachtet, sondern waren immer der Ansicht, es sei willkürlich. Vielleicht hätten Sie es eher als unkontrolliert bezeichnet denn als systematisch eingesetztes Instrument des Kontroll- und Machterhalts.

Einige Frauen glauben, sie wären für den Kreislauf der Gewalt verantwortlich oder der Auslöser des Übergriffs. Vielleicht macht auch Ihr Partner entsprechende Andeutungen. Er wirft Ihnen zum Beispiel vor, dass er nur deshalb die Beherrschung verloren hat, weil Sie ihn »provoziert« haben. Manche Frauen befürchten, dass sie es sind, die den Kreislauf der Gewalt in Gang halten, weil es bisweilen den Anschein hat, als sei ihr eigenes Verhalten explosiv oder auf Kontrollgewinn ausgerichtet.

Manchmal erfolgt vor dem eigentlichen Gewaltausbruch eine Phase der Gewalteskalation. Es kommt nicht selten vor, dass Frauen in dieser Zeit der extremen Anspannung schreien, fluchen, mit Gegenständen um sich werfen oder handgreiflich werden. Das ist eine Reaktion auf sein fortgesetztes, auf Unterdrückung abzielendes Verhalten. Nach unserer Erfahrung dient sie in den meisten Fällen dem Selbstschutz oder ist ein Versuch, die Phase des Spannungsaufbaus zu beenden. Wenn Ihr Partner die Spannung über Tage hinweg auf hohem Niveau hält, bis ein für Sie unerträgliches Maß erreicht ist, brauchen Sie irgendwann ein Ventil, um die Spannung zu durchbrechen, wohl wissend, dass auf den Ausbruch eine Zeit der verstärkten Zuwendung folgt, die Erleichterung bringt. Vielleicht ist Ihnen dieses Verhalten gar nicht bewusst. Aus unserer Erfahrung ist es jedoch so, dass Sie damit nur die aberwitzigen und unerbittlichen Angriffe auf Ihr emotionales und physisches Wohl abzuwehren versuchen, ohne die Absicht, die Kontrolle über Ihren Partner zu erlangen oder ihn einzuschüchtern. Seien Sie versichert, dass es sich um eine ganz normale Reaktion auf eine extrem schwierige Situation handelt.

Ich erinnere mich, dass ich das Gefühl hatte, mein Mann sei wieder mal darauf aus, einen Streit vom Zaun zu brechen. Bei Auseinandersetzungen vertrat ich dann beharrlich meinen eigenen Standpunkt, was den Gewaltausbruch unvermeidlich machte. In den ersten Jahren unserer Ehe habe ich gelegentlich gebrüllt, ihn beschimpft oder Gegenstände nach ihm geworfen. Einmal, nach drei Stunden ununterbrochener emotionaler Angriffe, habe ich ein Bügeleisen auf den Boden geknallt, das zu Bruch ging. Mein Verhalten machte mir Angst. So wollte ich nicht sein … Mein Mann hat sich geändert, er ist nicht mehr gewalttätig und seither habe auch ich nie wieder Dinge getan, die ich verstörend fand.

Sandi

Obwohl Sie sich vielleicht auf eine Weise verhalten haben, die Sie für inakzeptabel halten, sollten Sie sich bewusst machen, dass Ihr Partner derjenige ist, der den Kreislauf der Gewalt steuert. Der Gewaltausbruch ist vorprogrammiert. Was immer Sie tun oder lassen, er findet einen Grund, übergriffig zu werden. Er wird Ihr Verhalten als Rechtfertigung für seine Gewalttätigkeit benutzen, doch das spricht ihn nicht von der Verantwortung für das eigene Handeln frei. Er wird Ihre »Fehler« gegen seine aufrechnen, aber die Gleichung geht nicht auf. Die Motive stimmen nicht überein. Er zielt darauf ab, die Kontrolle über Sie zurückzugewinnen, und setzt dabei bedrohliche und gewaltsame Taktiken ein. Sie schützen Ihr physisches und mentales Wohl und sind darauf bedacht, sich in Ihrer Beziehung Gehör zu verschaffen oder ein Mitspracherecht zu erhalten. Sie haben etliche Versuche hinter sich, die Beziehung zu retten und sein Kontrollverhalten zu unterbinden. Doch Sie werden nach wie vor verletzt, ungeachtet aller Aktivitäten und Bemühungen. Sie können die Situation nicht verbessern, weil er zu hundert Prozent für das Problem verantwortlich ist – und das Problem ist seine Gewalttätigkeit.

Folgt der Kreislauf der Gewalt immer dem gleichen Schema?

Vielleicht kommt Ihnen die eine oder andere Beschreibung des Kreislaufs bekannt vor. Bei einigen Frauen ist das auf Anhieb der Fall. Andere müssen ihn erst genauer erkunden und unter Umständen anpassen, sodass er ihre individuellen Erfahrungen besser widerspiegelt. Im realen Leben ist er bisweilen weniger klar strukturiert und absehbar als auf dem Papier dargestellt. Die einzelnen Phasen gehen nicht immer nahtlos oder in der genannten Reihenfolge ineinander über. Sie vermischen sich oder die Abfolge ist eine andere. Vielleicht bewegt sich Ihr Partner sprunghaft zwischen den einzelnen Phasen hin und her oder verweilt sehr lange in einer von ihnen. Die Phase der verstärkten Zuwendung kann im Laufe der Zeit auch völlig entfallen, wie einige gewaltbetroffene Frauen berichtet haben.

Meine Aufmerksamkeit war in erster Linie auf die unterschiedlichen Verhaltensweisen meines Partners gerichtet statt auf den Gewaltzyklus selbst. Dass wir uns dabei im Kreis bewegten, war mir weniger klar, obwohl es eindeutig Phasen gab, in denen er mich auf Händen zu tragen schien, bis es dann irgendwann zu Spannungen kam und er explodierte. Doch manchmal ging die Zuwendungsphase unmittelbar in einen Gewaltausbruch über oder auf den Gewaltausbruch folgte ein erneuter Spannungsaufbau, ohne die Zuwendungsphase. Deshalb fand ich es hilfreich, die Phasen im Gewaltkreislauf so einzuzeichnen, wie es meinen persönlichen Erfahrungen entsprach.

Ich stellte mir diesen Kreislauf wie ein rundes Kombinationsschloss mit Wählscheibe vor, weil es klar veranschaulichte, wer im Mittelpunkt stand und die Kontrolle darüber besaß. Mein Partner war die Wählscheibe. Er war derjenige, der den Kreislauf in Gang setzte und kon-

trollierte. Er bestimmte, welche Phase wir ansteuerten und welche Verhaltensweisen er einsetzte, um sein Ziel, die Sicherung der Kontrolle, zu erreichen. Dieses Bild vom Kombinationsschloss trug auch zu der Erkenntnis bei, dass der Gewaltkreislauf nicht unbedingt von der Zuwendungsphase in die Spannungsaufbau- und Gewaltausbruchphase übergehen muss; er kann auch rückwärts ablaufen oder eine Phase überspringen.

Emma

Jede Phase des Kreislaufs der Gewalt beinhaltet eine andere Manifestation seines Macht- und Kontrollstrebens, und Sie versuchen ständig vorauszuahnen, was als Nächstes auf Sie zukommt. Die Phase der verstärkten Zuwendung sorgt oft für die größte Verwirrung und Ambivalenz, weil Sie wieder den Mann vor sich sehen, zu dem Sie sich am Anfang Ihrer Beziehung hingezogen fühlten, und Hoffnung schöpfen, dass sich doch noch alles zum Guten wendet. Die Spannungsaufbauphase im Gewaltzyklus ist anders geartet. Sie müssen ständig damit rechnen, dass Ihr Partner die Beherrschung verliert. Ein Leben in ständiger Angst vor dem nächsten Gewaltausbruch ist extrem belastend und traumatisch. Der Gewaltausbruch kann gefährliche Ausmaße annehmen, sodass Sie irgendwann in Betracht ziehen, die Beziehung zu beenden. Mit anderen Worten: Sie machen schwere Zeiten durch und stehen unter ungeheurem Stress.

Wir hoffen, dass Ihnen der Kreislauf der Gewalt die Möglichkeit bietet, Ihre Beziehung aus einer anderen, neuen Perspektive zu betrachten. Wenn Sie Scham- oder Schuldgefühle empfinden, ist Ihnen nun hoffentlich bewusst geworden, dass Sie weder schuld an den Übergriffen Ihres Partners sind noch die Verantwortung dafür tragen. Betrachten Sie sein Verhalten und Ihre Reaktion von einer anderen Warte. Einige Frauen berichten, dass sie aufgrund der Informationen über den Gewaltkreislauf emotional einen Schritt zurückgetreten sind und klar erkannt haben, dass die Gewaltbeziehung darauf zurückzuführen ist, dass *er* ein Problem hat. Denken Sie jedoch daran, dass Ihre Sicherheit stets an erster Stelle stehen sollte. Möglicherweise können Sie das Verhalten Ihres Partners nur dann aus diesem Blickwinkel betrachten, wenn Sie gerade einen Moment Zeit für sich selbst haben.

3. Wie erlebe ich den Kreislauf der Gewalt?

Er versuchte auf subtile Weise, meine Aktivitäten und meine Gedanken zu kontrollieren. Er wollte mir jedes Mal beweisen, dass er recht und ich unrecht hatte; er konnte es nie dabei bewenden lassen, dass wir verschiedener Meinung waren. Seine Wut brachte mich zum Verstummen. Ich musste ständig entscheiden, ob es angeraten war, ein Thema anzusprechen – ob es sicher für mich war, es aufs Tapet zu bringen. Wenn er sich überhaupt einmal an der Hausarbeit beteiligte, wurde er ungehalten und gereizt. Er suchte fortwährend Streit, und es war schwer, diese brisanten Situationen zu vermeiden. Das Zusammenleben mit ihm laugte mich aus. Im Lauf der Zeit wurden Johns Wutausbrüche immer heftiger. Doch erst als er mir eine Rippe brach, wurde mir klar, wie ernst die Situation war. Ich fragte mich, ob man das als Akt der Gewalt bezeichnen könnte.

Lorena

Warum sind meine Gefühle so zwiespältig?

In diesem Kapitel gehen wir dem Gewaltkreislauf aus dem Blickwinkel Ihrer Erfahrungen auf den Grund. Im letzten Kapitel haben wir das Verhalten Ihres Partners in jeder einzelnen Phase durchleuchtet, doch es ist genauso wichtig, sich bewusst zu machen, wie sich der Zyklus und die Gewalt auf Sie auswirken. Während der verschiedenen Phasen machen sich verschiedene Reaktionen und Emotionen als Folge der Übergriffe bemerkbar. Einige der Reaktionen scheinen sich zu widersprechen. Sie verspüren vielleicht abwechselnd Liebe und Hass, Wut und Zuneigung, Angst und das Bedürfnis nach Nähe und Intimität. Es ist verwirrend, mit einer so breit gefächerten Palette emotionaler Reaktionen zu leben, aber diese ambivalenten Gefühle sind völlig normal.

Sie sind nicht nur erschöpft und aus dem Gleichgewicht geraten, sondern leiden auch unter den Folgen, die das ständig wechselnde Verhalten Ihres Partners für Ihr Selbstwertgefühl und Ihre Selbstsicht hat. Wir alle verlassen uns darauf, dass die Personen in unserem unmittelbaren sozialen Umfeld ein realistisches Bild von uns widerspiegeln. Doch im Zusammenleben mit Ihrem Partner entsteht ein Zerrbild, das sich ständig verändert – oft auf sehr negative Weise und mit zerstörerischen Auswirkungen. Wenn Sie sich in der Phase des Gewaltausbruchs anhören müssen, dass Sie dumm, dick und hässlich sind, während es in der Zuneigungsphase heißt, dass er Sie attraktiv, sexy und faszinierend findet, fällt es Ihnen verständlicherweise schwer, ein zutreffendes Bild von sich selbst zu entwickeln und daran festzuhalten.

Ihr Partner befindet sich im Mittelpunkt des Gewaltkreislaufs und steuert ihn, jedoch mit ebenso weitreichenden wie tief greifenden Auswirkungen auf Sie. Spüren wir Ihren Erfahrungen in jeder Phase des Kreislaufs nach.

Warum bringt mich die Zuwendungsphase um den Verstand?

Wie Sie mit Sicherheit schon im vorherigen Kapitel erkannt haben, kann sich die Zuwendungsphase als die am schwersten auslotbare erweisen. Frauen reagieren unterschiedlich darauf, zumindest auf den ersten Blick.

Sie schöpfen während dieser Phase neue Hoffnung, vor allem zu Beginn der Beziehung. Ihr Partner gibt Ihnen allen Grund, vertrauensvoll in die Zukunft zu blicken. Er benimmt sich untadelig. Vielleicht entschuldigt er sich für sein explosives Verhalten, gelobt hoch und heilig, dass so etwas nie wieder vorkommt, gibt sich rücksichtsvoll (ermutigt Sie beispielsweise, mehr Zeit mit Ihren Freundinnen zu verbringen) oder erklärt sich einverstanden, eine professionelle Beratung aufzusuchen. In dieser Phase des Kreislaufs unternehmen Sie gemeinsam Dinge, die Freude machen (zum Beispiel anregende Gespräche, Sex, Ausflüge mit der Familie.) Wahrscheinlich beginnen Sie nun, in Ihrer Wachsamkeit nachzulassen und sich von dem Gewaltausbruch zu erholen. Die positiven Erfahrungen erneuern das Gefühl der Verbundenheit mit Ihrem Partner und ermutigen Sie zu dem Gedanken, dass sich Ihre Beziehung auf dem Weg der Besserung befindet. Das ist der Sinn der Sache – sein Verhalten in dieser Phase soll Hoffnung in Ihnen wecken, damit Sie die Beziehung fortsetzen.

Einige Frauen beginnen – vielleicht erst nach der hundertsten Wiederholung – die Ernsthaftigkeit der Zuwendungsphase infrage zu stellen. Wenn sich Ihr Partner entschuldigt, weil er Sie beschimpft hat, aber bei der nächsten Meinungsverschiedenheit genauso ausfallend wird, regen sich vielleicht erste Zweifel an der Aufrichtigkeit seines reuevollen Verhaltens. Und wenn er gelobt, professionelle Beratung in Anspruch zu nehmen, aber keinerlei Anstalten macht, einen Termin zu vereinbaren, reagieren Sie irgendwann mit Argwohn auf seine Versprechungen. Aufgrund solcher Indizien betrachten Sie die Phase der verstärkten Zuwendung mit zunehmender Skepsis. Frauen empfinden anfangs oft Schuldgefühle, wenn sie den Beteuerungen ihres Partners während der Zuwendungsphase misstrauen. Diese Skepsis ist durchaus berechtigt. Ihre bisherigen Erfahrungen liefern Ihnen genug Gründe, sich zu fragen, ob er seine Zusagen dieses Mal einhalten wird. Sie hoffen noch immer, aber die Indizien, die er Ihnen in Hülle und Fülle präsentiert, lassen Zweifel aufkommen. Es kann sehr schmerzhaft sein, einem Menschen, den Sie lieben, mit solchen Vorbehalten zu begegnen.

Wie im zweiten Kapitel erwähnt, kann die Phase der verstärkten Zuwendung bei Ihnen irgendwann das Gefühl auslösen, in der Falle zu sitzen. Sie sorgt dafür, dass Sie an der Beziehung festhalten. Auch sie dient dazu, die Kontrolle über Sie zu sichern. Sie haben das Gefühl, dass es Ihnen nicht wirklich freisteht, die Annäherungsversuche Ihres Partners in dieser Phase zurückzuweisen. Sie sehen sich gezwungen, sich nach seinem Willen zu richten, auch wenn Sie damit nicht konform gehen. Wenn Ihr Partner in dieser Zeit beispielsweise Sex einfordert, trauen Sie sich nicht, Nein zu sagen. Und wenn doch, reagiert er vermutlich erbost oder übellaunig, oder er wirft Ihnen vor, kalt und unnahbar zu sein.

Viele Frauen haben ihre Angst zum Ausdruck gebracht, etwas zu tun oder zu sagen, was ihren Partner »in Rage versetzen« und damit den relativen Frieden der Zuwendungsphase untergraben könnte. Der innere Zwang, sich dem Flitterwochen-Modus anzupassen, beeinträchtigt das Wohlbefinden der Frauen. Es fühlt sich nicht authentisch an, weil sie genötigt werden, sich den Vorstellungen ihres Partners von der »Wiedergutmachung« und Rettung der Beziehung anzupassen.

Angesichts der Vielzahl Ihrer Empfindungen machen die unterschiedlichen Reaktionen während der Zuwendungsphase Sinn. Hoffnung, Skepsis, das Gefühl, in der Falle zu sitzen, Empörung oder Angst sind nachvollziehbar. Das Verhalten Ihres Partners hat zur Folge, dass sich diese Emotionen einzeln oder zur gleichen Zeit einstellen. Es ist auch verständlich, dass Sie an einem Tag Hoffnung und am nächsten Zweifel haben oder sich in der Falle fühlen. Die Phase der verstärkten Zuwendung kann in der Tat dazu führen, dass Sie befürchten, den Verstand zu verlieren!

Die nachfolgende Liste enthält Erfahrungen, die Frauen während der Zuwendungsphase gemacht haben. Vielleicht kommen Ihnen einige vertraut vor.

Während der Zuwendungsphase …

- ○ habe ich das Gefühl, dass es gut zwischen uns läuft.
- ○ fühle ich mich sicher und geborgen.
- ○ bin ich großherzig und bereit, zu verzeihen.
- ○ fühle ich mich geliebt und wertgeschätzt.
- ○ bin ich entspannt.
- ○ traue ich mich, um etwas zu bitten.
- ○ bin ich in der Lage, meine Wünsche und Bedürfnisse zu äußern.
- ○ denke ich, dass die Beziehung letztlich doch nicht so schlecht ist.
- ○ schöpfe ich Hoffnung.
- ○ bin ich zuversichtlich.
- ○ bin ich dankbar.
- ○ genieße ich die Aufmerksamkeit meines Partners.

- ○ liebe ich ihn und wünsche mir Nähe und Intimität.
- ○ habe ich Mitleid mit ihm.
- ○ sprühe ich vor Energie.
- ○ fühle ich mich frei, meine Freundinnen zu treffen.
- ○ wage ich es, ihn auf bestimmte Dinge aufmerksam zu machen, die er tun sollte.
- ○ habe ich das Gefühl, ich müsste mir mehr Mühe geben.
- ○ habe ich Schuldgefühle.
- ○ bin ich völlig verwirrt.
- ○ bin ich skeptisch.
- ○ bin ich in mich gekehrt.
- ○ stelle ich die Beziehung infrage.
- ○ weiß ich, dass seine Beteuerungen nicht ernst gemeint sind.
- ○ frage ich mich, wie lange dieser »Frieden« wohl dauert.
- ○ verspüre ich Zweifel.
- ○ habe ich ein ungutes Gefühl.
- ○ habe ich das Gefühl, dass alles nur gespielt ist.
- ○ fühle ich mich wie abgestorben/betäubt.
- ○ reagiere ich kühl und distanziert.
- ○ finde ich seine Annäherungsversuche abstoßend.
- ○ würde ich am liebsten flüchten.

Die Phase der verstärkten Zuwendung ist häufig eine Zeit der widersprüchlichen Gefühle und Gedanken, die zu Verunsicherung und Verwirrung beitragen.

Warum habe ich das Gefühl, wie auf Eiern zu gehen?

Fragen Sie sich nun, wie es Ihnen in der Phase des Spannungsaufbaus geht. Viele Frauen haben das Gefühl, wie auf Eiern zu gehen oder ein Minenfeld zu überqueren; sie wissen nie genau, was eine Explosion hervorrufen könnte. Er scheint wütend, feindselig oder gestresst zu sein. Um Ihrer Sicherheit willen tun Sie Ihr Bestes, um zu verhindern, dass die Situation eskaliert. Sie versuchen in dieser Phase vielleicht, besonders entgegenkommend zu sein, für eine positive Atmosphäre und häuslichen Frieden zu sorgen. Wenn Sie Kinder haben, achten Sie vielleicht darauf, dass sie ruhig oder außer Sichtweite sind. Sie versuchen, unverzüglich allen Wünschen und Forderungen Ihres Partners zu entsprechen. Aber was immer Sie auch tun, er setzt Sie weiterhin unter Druck, ist sarkastisch, übt ständig Kritik, äußert versteckte Drohungen oder lässt seine schlechte Laune an Ihnen aus.

In der Phase des Spannungsaufbaus macht sich bei Ihnen unter Umständen Frustration bemerkbar. Sie haben das Gefühl, dass er es darauf abgesehen hat, die Anspannung auf hohem Niveau zu halten, ungeachtet Ihrer Bemühungen, seinen Ansprüchen zu genügen. Er sucht Streit. Er hat an allem, was Sie tun, etwas auszusetzen – es glaubt, berufen zu sein, ein Werturteil über Sie zu fällen.

Was Sie in der Spannungsaufbauphase schier um den Verstand bringt, ist die Tatsache, dass er ständig die Regeln ändert. Er wird beispielsweise wütend, wenn Sie einen anderen Standpunkt vertreten als er. In der Hoffnung, Ruhe und Frieden zu wahren, beschließen Sie, Ihre Ansichten für sich zu behalten. Plötzlich wirft er Ihnen vor, dass Sie ihn zur Weißglut bringen, weil Sie nicht offen Ihre Meinung äußern. Der ständige Wechsel der Regeln hat zur Folge, dass Ihr Partner die Oberhand behält und Sie sich verzweifelt fragen, wie Sie sich verhalten, was Sie sagen, was Sie anziehen oder wohin Sie auch nur den Blick richten sollen. Sie stellen vielleicht fest, dass Sie Ihre eigenen Entscheidungen im Nachhinein ständig anzweifeln. Sie tragen beispielsweise zum ersten Mal ein neues Kleid, und er macht Ihnen ein Kompliment, wie gut es Ihnen steht; beim nächsten Mal erklärt er, dass Sie wie eine Nutte aussehen, und beschuldigt Sie, eine Affäre zu haben. Wie entscheiden Sie also, ob Sie besagtes Kleid noch einmal anziehen oder nicht? Frauen, die in ihrer Beziehung Gewalt erfahren, beschreiben zahllose ähnliche Beispiele; sie haben festgestellt, dass es unmöglich ist, die Reaktion ihres Partners vorauszusehen oder eine Entscheidung zu treffen, die ihre Sicherheit gewährleisten würde. Sie haben das Gefühl, ihm nichts recht machen zu können, und müssen andauernd befürchten, beim nächsten Schritt einen weiteren Gewaltausbruch auszulösen.

Viele dieser Frauen leiden unter physischen Problemen, eine Folge des Lebens in ständiger Angst und Unsicherheit. Der extreme Stress, unter dem sie stehen, kann zu Gesundheitsbeschwerden wie Kopfschmerzen, Herzrasen, Schwindel, Erschöpfung oder Schlafstörungen führen. Einige Frauen entwickeln in dieser Phase des Gewaltkreislaufs Depressionen oder Panikattacken. Eine Betroffene beschrieb ihre Erfahrungen folgendermaßen:

Ich achtete darauf, dass im Haus alles tipptopp war, bevor mein Mann Feierabend machte. Das war immer eine Herausforderung, weil ich eine Kindertagesstätte leitete, ein Vollzeitjob. Doch wie sehr ich mich auch bemühte, alles picobello herzurichten, er fand jedes Mal etwas, das ihn störte und in Wut versetzte. Meine Angst wuchs von Tag zu Tag, mir graute vor seiner Rückkehr. Ich hatte nahe am Wasser gebaut. Mein Blutdruck ging in die Höhe. Die Kinder bemerkten meine Anspannung.

Ich sah, dass auch sie Angst vor der Heimkehr ihres Vaters hatten. Ich zweifelte an mir selbst, gab mir die Schuld an der Situation. Inzwischen habe ich begriffen, dass nicht ich es war, die sich ändern musste.

Jane

Um zu ergründen, was in dieser Phase des Gewaltkreislaufs mit Ihnen geschieht, sollten Sie sich eine Begebenheit ins Gedächtnis rufen, in der Ihnen die von Ihrem Partner aufgebaute Spannung bewusst wurde. Versuchen Sie sich daran zu erinnern, wie Sie diese Situation wahrgenommen haben, sowohl auf der physischen als auch auf der emotionalen Ebene. In den folgenden Beispielen beschreiben Frauen ihre Erfahrungen während der Spannungsaufbauphase. Lesen Sie die Liste aufmerksam durch und überlegen Sie, ob Ihnen die eine oder andere Erfahrung bekannt vorkommt.

Während der Spannungsaufbauphase …

- ○ versuche ich krampfhaft, Frieden zu wahren.
- ○ stürze ich mich in Aktivitäten.
- ○ bemühe ich mich, die Kinder ruhig zu halten.
- ○ nehme ich die Kinder vor ihm in Schutz.
- ○ kann ich mir nichts mehr merken.
- ○ habe ich Konzentrationsschwierigkeiten.
- ○ mache ich mir ständig Sorgen.
- ○ zweifle ich an mir selbst.
- ○ frage ich mich, ob ich ihn nicht besser verlassen sollte.
- ○ denke ich, dass ich einen großen Fehler gemacht habe.
- ○ schreibe ich To-do-Listen, damit ich alles im Griff habe.
- ○ komme ich mir idiotisch vor.
- ○ resigniere ich angesichts der Situation.

○ fühle ich mich verletzt.
○ fühle ich mich isoliert.
○ bin ich erschöpft.
○ bin ich gereizt.
○ bin ich wütend.
○ breche ich oft in Tränen aus.
○ habe ich ein flaues Gefühl im Magen.
○ verspüre ich ein Engegefühl in der Brust.
○ leide ich unter Panikattacken.
○ leide ich unter Depressionen.
○ habe ich Albträume.
○ habe ich Sehtrübungen.
○ esse ich zu viel/zu wenig.
○ kann ich nicht schlafen/schlafe ich zu viel.
○ schotte ich mich innerlich ab.
○ denke ich an den Tod als Ausweg aus der Situation.
○ bin ich außerstande, Entscheidungen zu treffen.

____

____

____

____

Wie Sie aus der Liste ersehen, hat das Leben unter Dauerspannung verheerende Auswirkungen auf die Gesundheit, das Wohlbefinden und auf die Fähigkeit, Entscheidungen zu treffen, die zum Erhalt der Sicherheit beitragen.

Warum ist der Gewaltausbruch so furchtbar?

Denken Sie einmal in aller Ruhe darüber nach, was während der Phase des Gewaltausbruchs mit Ihnen geschieht. Für viele Frauen ist sie die gefährlichste und Furcht einflößendste im Kreislauf. Obwohl gewalttätige Männer die Kontrolle über die Situation keineswegs verloren haben, hat es den Anschein, sie seien völlig ausgerastet – ein alarmierendes Zeichen. Wenn Ihr Partner rücksichtslos Auto fährt, mit Gegenständen nach Ihnen wirft, Sie mitten in der Nacht aus dem Schlaf reißt, sie mit Worten demütigt und physisch oder sexuell übergriffig wird, ist Ihr persönliches Wohl ernsthaft bedroht.

Abgesehen davon, dass diese Phase ihnen Angst macht, stellen die betroffenen Frauen auch fest, dass sie sich negativ auf ihr Identitätsgefühl auswirkt. Die Ausbrüche sind oft darauf ausgerichtet, die Partnerin zu verunglimpfen und herabzusetzen. Wenn man Ihnen vorwirft, Sie wären »nicht ganz dicht«, »egoistisch« oder »zickig«, wird dadurch ganz offenkundig Ihr Selbstwertgefühl untergraben. Es ist schwer, ein positives oder realistisches Selbstbild zu bewahren, wenn Ihr Charakter den ständigen Angriffen Ihres Partners ausgesetzt ist.

Einer der destruktivsten Aspekte dieser Phase besteht darin, dass der Partner Ihnen die Schuld an seinem Gewaltausbruch gibt. Auch das kann Ihr Selbstwertgefühl und Ihren Realitätssinn beeinträchtigen. Hier ein anschauliches Beispiel:

Emily, die verheiratet ist und zwei Kinder hat, wird eines Tages von ihren Arbeitskollegen eingeladen, nach Feierabend noch ein Glas mit ihnen trinken zu gehen. Sie freut sich und beschließt, mitzugehen. Nach reiflicher Überlegung, wann sie das Thema am besten mit ihrem Mann bespricht, wählt sie den Abend vorher aus. Sie erkundigt sich, ob er recht-

zeitig zu Hause sein könne, um den Babysitter abzulösen, da sie gern noch ein wenig mit ihren Kollegen zusammensitzen wolle. Außerdem bittet sie ihn, den Kindern das Abendessen zuzubereiten und bis zu ihrer Rückkehr auf sie aufzupassen.

Als Reaktion auf ihr Ansinnen rastet er aus. Er wirft ihr vor, egoistisch zu sein. Er erinnert sie daran, dass er in letzter Zeit hart gearbeitet hat und Kinderhüten das Letzte ist, was er braucht. Abgesehen davon, hätten die Kinder es verdient, mehr von ihrer Mutter zu haben. Schließlich würden sie ja den ganzen Tag von Fremden betreut. Darüber hinaus wirft er ihr vor, sich für einen bestimmten Kollegen zu interessieren, und deutet an, dass sie eine Affäre mit ihm hat.

Emily fühlt sich von ihrem Partner ins Unrecht gesetzt. Doch da sie Wert auf eine harmonische Ehe legt, ist sie bemüht, seine Vorhaltungen zu überdenken. Sie fragt sich: »Bin ich egoistisch? Habe ich den Belastungen, unter denen mein Partner leidet, zu wenig Aufmerksamkeit geschenkt? Verbringe ich nicht genug Zeit mit meinen Kindern? Neige ich dazu, am Arbeitsplatz zu flirten?«

Dieser permanente Zwang zur Selbstreflexion lenkt die Aufmerksamkeit der betroffenen Frauen auf sie selbst statt auf das Gewaltverhalten des Partners. Das hat zur Folge, dass sie versuchen, sich zu ändern, um seine Übergriffe zu beenden.

Doch es ist Ihr Partner, der dafür sorgt, dass der Gewaltzyklus fortbesteht, ungeachtet dessen, wie viel Schuld oder Verantwortung Sie übernehmen oder wie angestrengt Sie nach Problemlösungen Ausschau halten. *Sie sind nicht der Auslöser des Gewaltverhaltens.* Ihr Partner steuert den Kreislauf, setzt die Impulse. Es liegt nicht in Ihrer Macht, die Übergriffe zu stoppen. Nachstehend finden Sie eine Liste der Erfahrungen, die Frauen während der Gewaltausbruchphase gemacht haben. Kommt Ihnen die eine oder andere vertraut vor?

Während der Gewaltausbruchphase …

- ○ habe ich Angst.
- ○ versuche ich, mich der Situation zu entziehen.
- ○ habe ich das Gefühl, in der Falle zu sitzen.
- ○ habe ich keine Hoffnung mehr.
- ○ fühle ich mich gedemütigt.
- ○ werde ich ganz still.
- ○ vermeide ich Blickkontakt.
- ○ zittere ich am ganzen Körper.
- ○ gebe ich nach.
- ○ versuche ich, die Beziehung zu beenden.
- ○ versuche ich, mich zu schützen.
- ○ wehre ich mich.
- ○ schreie ich ihn an.
- ○ habe ich das Gefühl, den Verstand zu verlieren.
- ○ beschimpfe ich ihn.
- ○ schlage ich ihn.
- ○ schlage ich mich selbst.
- ○ werfe ich mit Gegenständen um mich.
- ○ schotte ich mich innerlich ab.
- ○ trage ich physische Verletzungen davon.

____

____

____

____

Welche Erfahrungen habe ich mit dem Kreislauf der Gewalt?

In unseren Gruppensitzungen skizzieren wir den Zyklus der Gewalt zuerst vom männlichen Verhalten her (wie im zweiten Kapitel) und danach aus der Warte unserer Teilnehmerinnen. Wir legen dem die Aussagen der Frauen zugrunde und entwickeln daraus einen Kreislauf, der dem nachfolgenden ähnelt. Falls sich

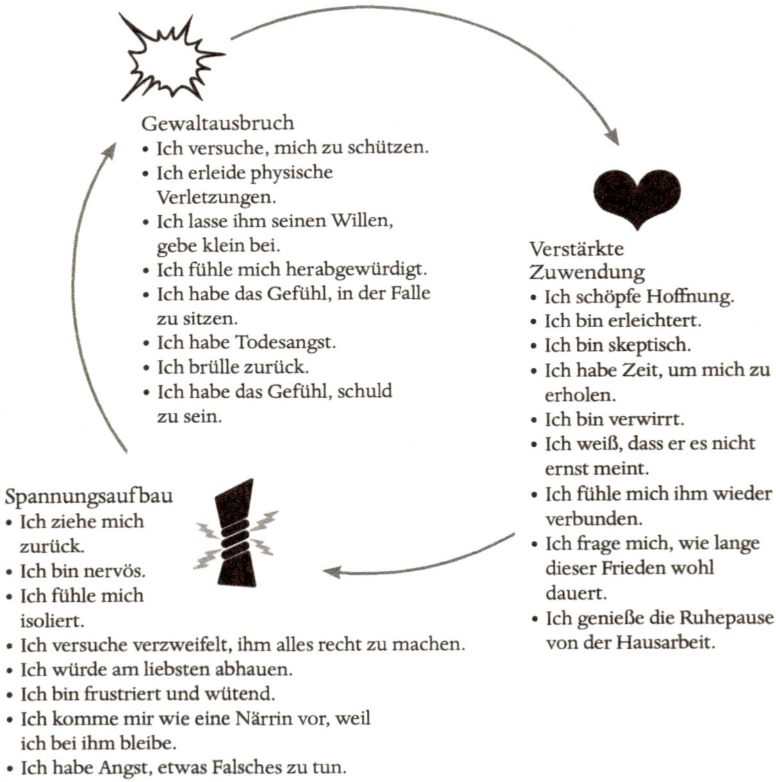
Gewaltausbruch
• Ich versuche, mich zu schützen.
• Ich erleide physische Verletzungen.
• Ich lasse ihm seinen Willen, gebe klein bei.
• Ich fühle mich herabgewürdigt.
• Ich habe das Gefühl, in der Falle zu sitzen.
• Ich habe Todesangst.
• Ich brülle zurück.
• Ich habe das Gefühl, schuld zu sein.
Verstärkte Zuwendung
• Ich schöpfe Hoffnung.
• Ich bin erleichtert.
• Ich bin skeptisch.
• Ich habe Zeit, um mich zu erholen.
• Ich bin verwirrt.
• Ich weiß, dass er es nicht ernst meint.
• Ich fühle mich ihm wieder verbunden.
• Ich frage mich, wie lange dieser Frieden wohl dauert.
• Ich genieße die Ruhepause von der Hausarbeit.
Spannungsaufbau
• Ich ziehe mich zurück.
• Ich bin nervös.
• Ich fühle mich isoliert.
• Ich versuche verzweifelt, ihm alles recht zu machen.
• Ich würde am liebsten abhauen.
• Ich bin frustriert und wütend.
• Ich komme mir wie eine Närrin vor, weil ich bei ihm bleibe.
• Ich habe Angst, etwas Falsches zu tun.

Erfahrungen von Frauen mit dem Kreislauf der Gewalt

Welche Erfahrungen habe ich mit dem Kreislauf der Gewalt?

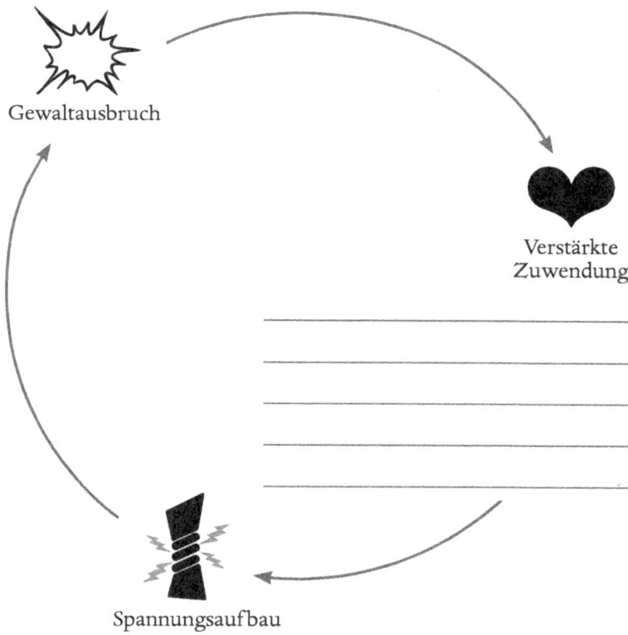

Meine Erfahrungen mit dem Kreislauf der Gewalt

Ihre persönlichen Erfahrungen nicht darunter befinden, keine Sorge, es ist nur ein Beispiel.

Schaut man sich den Kreislauf insgesamt an, erkennt man auf Anhieb, wie verwirrend und komplex das Geschehen ist. Obwohl alle Vorkommnisse Teil der Gewaltspirale sind, die sich immer schneller dreht, neigen Frauen zu einer breit gefächerten Palette von Gefühlen und Reaktionen, da die Übergriffe des Partners im Verlauf des Kreislaufs unterschiedliche Formen annehmen können.

Es kann hilfreich sein, darüber nachzudenken, welche Erfahrungen Sie mit dem Kreislauf der Gewalt gemacht haben. Sie können zutreffende Beispiele aus der Liste aufgreifen und sie den jeweiligen Phasen zuordnen. So bekommen Sie ein klareres Bild von den Vorgängen, die Ihr Partner anstößt, um die Kontrolle über Sie und Ihre Beziehung zu sichern.

Der Zyklus der Gewalt wirkt sich auf jede Frau anders aus. Wir hoffen, dass Sie nun erkennen, welche verheerenden Folgen das gewalttätige Verhalten Ihres Partners für Sie hat und in welchem Ausmaß es Ihre gesamte Lebenssituation belastet.

Wie haben Sie auf die Informationen in diesem Kapitel reagiert? Der Blick auf den Gewaltkreislauf, den Sie selbst beschrieben haben, kann belastend, befreiend oder beides zugleich sein. Bisher hatten Sie vielleicht kaum Gelegenheit, sich selbst oder den übergeordneten Beziehungsmustern die nötige Aufmerksamkeit zu widmen. Sie waren gezwungen, sich in erster Linie auf Ihren Partner zu konzentrieren, in der Hoffnung, spannungsgeladene Situationen zu entschärfen oder seinen Übergriffen Einhalt zu gebieten. Der Fokus auf seine unmittelbaren Bedürfnisse, Stimmungen und Forderungen hat möglicherweise verhindert, dass

Sie sich bewusst machen konnten, wie negativ sich sein Verhalten auf Sie auswirkt.

Die Erkenntnis, dass sich hinter der Gewalt ein Muster verbirgt und dass sie viele Formen annehmen kann, hat Sie vielleicht traurig gestimmt, wütend gemacht oder Ängste ausgelöst. Sie kann aber auch befreiend sein, vor allem, wenn Sie den Eindruck hatten, den »Verstand zu verlieren«, weil Ihre Gefühle oder Ihr Leben außer Kontrolle scheinen. Hoffentlich sehen Sie nun, dass Sie noch bei Sinnen sind, das Verhalten Ihres Partners Sie jedoch um den Verstand bringen kann. Im fünften Kapitel beschäftigen wir uns eingehender mit den Folgen der Beziehungsgewalt. Doch zunächst nehmen wir die verschiedenen Formen der Gewalt unter die Lupe.

4. Welche Formen von Gewalt gibt es?

Ich erinnere mich, dass er vor Wut tobte. Er riss alle meine Kleider aus dem Schrank und warf sie auf den Fußboden. Dann riss er alle Schubladen meiner Kommode heraus. Und die ganze Zeit brüllte er mich an und schrie, ich sei eine dumme Kuh. Ich war völlig überfordert und hatte solche Angst, dass ich ins Gästezimmer floh und in Tränen ausbrach. Er kam herein und versuchte, mich zu trösten. Ich fühlte mich zutiefst verletzt, wütend und gedemütigt – ich konnte nicht aufhören, zu weinen. Am nächsten Morgen beseitigte ich das Chaos. Ich fragte mich, was meine kleine Tochter wohl von der Szene mitbekommen hatte. Ich verlor kein Wort über das, was geschehen war, weil ich fürchtete, ihn wieder in Wut zu versetzen. Er tat so, als wäre das alles nicht passiert, also ließ ich mir auch nichts anmerken. Das Leben ging weiter.

Jen

Welchen Übergriffen bin ich ausgesetzt?

Gewalt kann verschiedene Formen annehmen. Manche Leute glauben, wenn Frauen keine physischen Verletzungen davontragen, könne es ja »nicht so schlimm« sein. Vielleicht hatten Sie den gleichen Gedanken. Die Berichte der betroffenen Frauen lassen jedoch darauf schließen, dass alle Formen der Gewalt gleich schlimm sind. Sie haben ausnahmslos negative Auswirkungen. Der Kreislauf der Gewalt zeigt, dass sich Gewalt nicht nur auf Prügel, Beleidigungen oder das blindwütige Werfen mit Gegenständen beschränkt; auch ökomische, sexualisierte und spirituelle Gewalt zählt dazu. Gewalt kann unter anderem darin bestehen, die Kinder zu benutzen, um Sie zu manipulieren. Subtile, manipulative Gewalt ist oft am schwersten zu erkennen und kann Sie dazu verleiten zu glauben, dass die Verantwortung für das Problem bei Ihnen liegt. Sie denken: »Du reagierst zu empfindlich«, »Du bist eifersüchtig«, »Du bist verrückt« und Ähnliches. Wenn der gewalttätige Partner anderen gegenüber seinen Charme sprühen lässt und er sich überall großer Beliebtheit erfreut, fragen Sie sich vielleicht, ob das, was er Ihnen antut, real ist oder auf Ihrer Einbildung beruht.

Trotz der überaus realen Erfahrungen der Frauen gilt physische Gewalt oft als die schlimmste oder einzig relevante Form der Gewalt. Doch emotionale, psychische und verbale Gewalt kann nicht nur extrem verletzend sein, sondern auch langfristige, traumatische Auswirkungen haben. Diese Formen der Gewalt lassen sich oft nur schwer identifizieren und benennen. Hinzu kommt, dass sie in unserer Gesellschaft weiter verbreitet sind, aber eher im Verborgenen stattfinden. Viele Menschen stellen sich darunter Streitereien oder Kontroversen vor, ohne den Kontext von Macht und Kontrolle zu verstehen, in dem sie stattfinden. Vielleicht haben auch Sie sich gefragt, ob Sie zu viel von Ihrem Partner erwarten oder ob Konflikte nicht einfach Teil der normalen Höhen und Tiefen in jeder Beziehung sind. Hier einige der Botschaften, die gewaltbetroffene Frauen uns weitergegeben haben: »Meine Mutter behauptet, in jeder Ehe gibt es hin und wieder Krach«, »Meine Freundin meint, ich sei zu empfindlich, er hätte es doch gar nicht so gemeint«, »Mein Bruder ist der Ansicht, dass ich aufhören soll, an ihm herumzumäkeln, ich sei schließlich auch nicht perfekt« oder »Mein Therapeut ließ seine Ansicht durchblicken, dass ich mich als Opfer stilisiere«. Kennen auch Sie solche Botschaften, die Sie daran hindern, Ihre Situation so zu beschreiben, wie sie wirklich ist?

Niemand außer Ihnen kann genau einschätzen, wie sich die Übergriffe Ihres Partners auf Sie auswirken und welche Formen der Gewalt Sie als besonders schmerzhaft empfinden. Die Folgen der Gewalt werden im fünften Kapitel eingehender beschrieben. Schauen wir uns nun die unterschiedlichen Gewalterfahrungen an, denen Frauen in ihrer Partnerbeziehung ausgesetzt sind.

Wie entsteht das Rad der Macht und Kontrolle?

Zur Veranschaulichung der einzelnen Gewaltformen verwenden wir eine Grafik, das sogenannte Rad der Macht und Kontrolle, angelehnt an das DAIP-Modell »Rad der Gewalt«.* Es ist in zwölf Abschnitte unterteilt, die verschiedene Formen der Gewalt repräsentieren (zum Beispiel ökonomische, verbale, emotionale Gewalt). In jedem Abschnitt listen wir Beispiele für die Kontrollmechanismen auf, die Ihr Partner möglicherweise benutzt. Wir bezeichnen sie als Taktiken der Gewalt. Im Zentrum finden Sie die Begriffe »Macht & Kontrolle«. Sie weisen darauf hin, dass alle Taktiken der Gewalt auf die Sicherung von Macht und Kontrolle in der Beziehung ausgerichtet sind. Egal, welche Taktiken Ihr

* Das »Power and Control Wheel« wurde ursprünglich vom Domestic Abuse Intervention Project in Duluth, Minnesota, USA, entwickelt. Unser Rad der Macht und Kontrolle wurde mit freundlicher Genehmigung adaptiert.

Partner anwendet, sie alle dienen der Durchsetzung seines übergeordneten strategischen Ziels, nämlich Sie zu kontrollieren, einzuschüchtern oder Ihnen das Gefühl zu vermitteln, dass Sie keine gleichwertige Stimme in der Beziehung haben.

Welche Formen der Gewalt gibt es?

Aus Platzgründen ist es schwierig, sämtliche Formen der Gewalt im Rad der Macht und Kontrolle aufzuführen. Daher folgt eine ausführlichere Liste, die mit einer kurzen Beschreibung der jeweiligen Gewaltform beginnt.

Wir möchten Sie einladen, sie anzuschauen und diejenigen Formen von Gewalt anzukreuzen, die Sie selbst erfahren haben. Vermutlich werden Sie in einer bestimmten Kategorie mehr, weniger oder gar keine Beispiele ankreuzen. Vielleicht möchten Sie die Liste durch Ihre eigenen Einträge ergänzen. Jede Frau, die sich in einer Gewaltsituation befindet, nimmt die Übergriffe in einer Weise wahr, die individuell geprägt ist und sich nicht verallgemeinern lässt.

Psychische/mentale Gewalt

Jede Form von Verhalten, die darauf abzielt, Ihr mentales Wohlbefinden zu untergraben und Ihnen das Gefühl zu geben, den Verstand zu verlieren. Dies gaben uns betroffene Frauen als Beispiele an:

○ Behauptung, ich sei verrückt
○ Schweigen als Strafmaßnahme
○ Manipulation

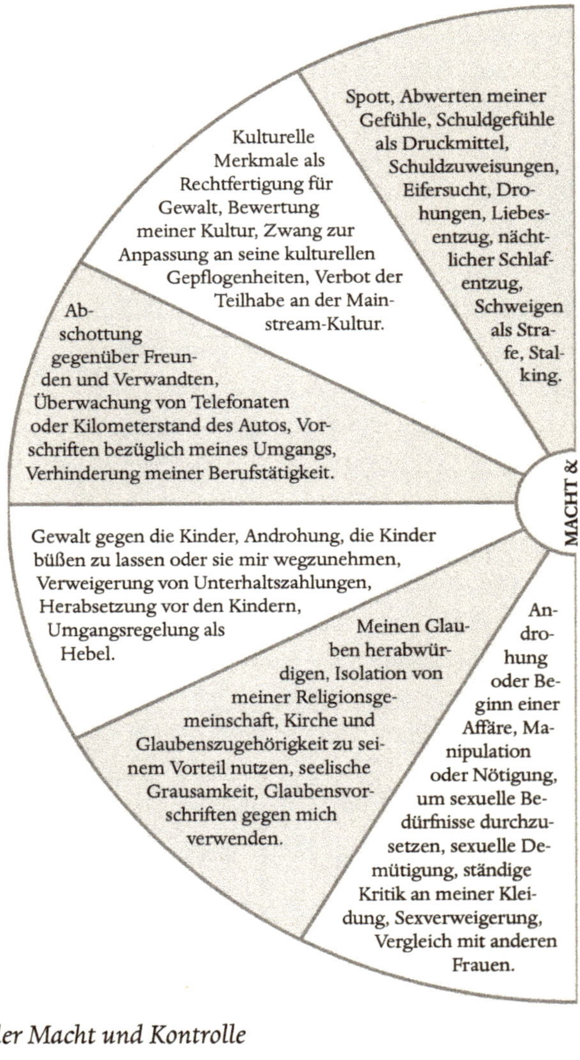

Das Rad der Macht und Kontrolle

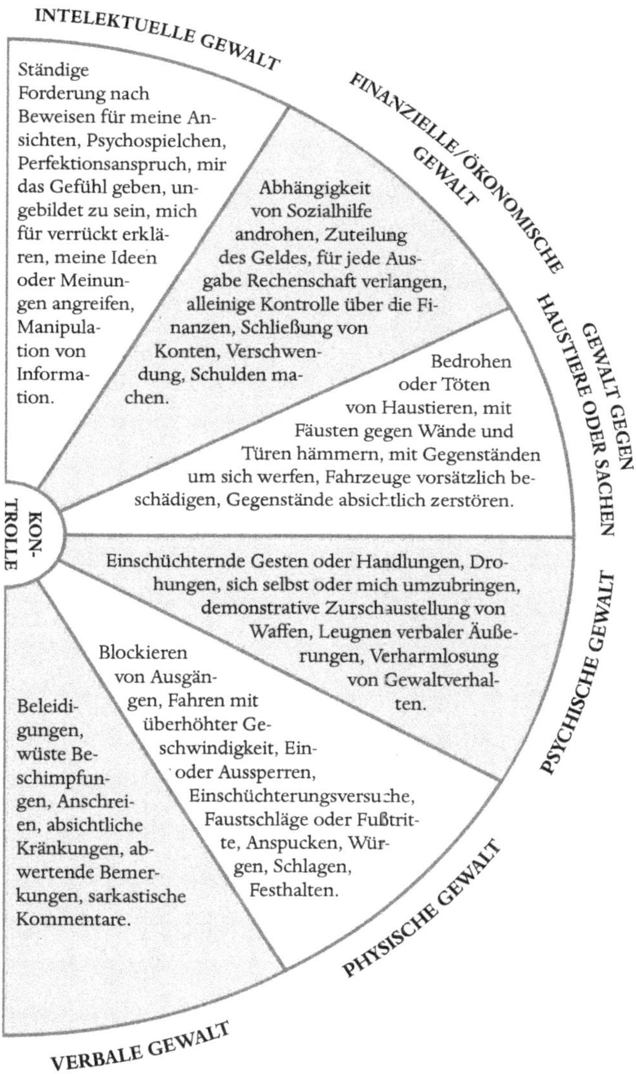
INTELEKTUELLE GEWALT
Ständige Forderung nach Beweisen für meine Ansichten, Psychospielchen, Perfektionsanspruch, mir das Gefühl geben, ungebildet zu sein, mich für verrückt erklären, meine Ideen oder Meinungen angreifen, Manipulation von Information.
FINANZIELLE/ÖKONOMISCHE GEWALT
Abhängigkeit von Sozialhilfe androhen, Zuteilung des Geldes, für jede Ausgabe Rechenschaft verlangen, alleinige Kontrolle über die Finanzen, Schließung von Konten, Verschwendung, Schulden machen.
GEWALT GEGEN HAUSTIERE ODER SACHEN
Bedrohen oder Töten von Haustieren, mit Fäusten gegen Wände und Türen hämmern, mit Gegenständen um sich werfen, Fahrzeuge vorsätzlich beschädigen, Gegenstände absichtlich zerstören.
KONTROLLE
PSYCHISCHE GEWALT
Einschüchternde Gesten oder Handlungen, Drohungen, sich selbst oder mich umzubringen, demonstrative Zurschaustellung von Waffen, Leugnen verbaler Äußerungen, Verharmlosung von Gewaltverhalten.
PHYSISCHE GEWALT
Blockieren von Ausgängen, Fahren mit überhöhter Geschwindigkeit, Ein- oder Aussperren, Einschüchterungsversuche, Faustschläge oder Fußtritte, Anspucken, Würgen, Schlagen, Festhalten.
VERBALE GEWALT
Beleidigungen, wüste Beschimpfungen, Anschreien, absichtliche Kränkungen, abwertende Bemerkungen, sarkastische Kommentare.

- ○ Psychospielchen
- ○ Zermürben meiner Intuition
- ○ mich beobachten oder auf Schritt und Tritt überwachen
- ○ Stalking
- ○ Realität verzerrt darstellen
- ○ Vergangenheit ins Spiel bringen, um vom gegenwärtigen Problem abzulenken
- ○ Informationen gegen mich verwenden
- ○ Biografie umschreiben / verzerrt darstellen
- ○ Einschüchterung oder Drohung, als »Scherz« getarnt
- ○ anderen Theater vorspielen, um sie für sich einzunehmen
- ○ funkelnde Blicke, um mir Angst zu machen
- ○ ständige Forderung nach Beweisen für meine Ansichten
- ○ Perfektionsanspruch
- ○ Willkürliches Ändern der Regeln
- ○ ______________________________
- ○ ______________________________
- ○ ______________________________

Physische Gewalt / Androhung physischer Gewalt

Jede Form des unerwünschten Körperkontakts und jede Androhung physischer Verletzungen.

- ○ Drohgebärden
- ○ rücksichtsloses Autofahren
- ○ mit Gegenständen um sich oder nach mir werfen
- ○ mich festhalten
- ○ den Ausgang versperren, um mich am Verlassen des Raumes zu hindern
- ○ Stoßen, Schubsen, Ohrfeigen, Schläge oder Fausthiebe
- ○ mich oder die Kinder mit einer Waffe bedrohen

- ○ Anspucken
- ○ Würgen
- ○ an den Haaren ziehen
- ○ Beißen oder Kneifen
- ○ Fußtritte
- ○ Packen oder Schütteln
- ○ Aussperren
- ○ Drohung, mich umzubringen
- ○ ______________________________
- ○ ______________________________
- ○ ______________________________

Verbale Gewalt

Bestimmte Äußerungen oder die Art zu sprechen, um zu drohen, herabzusetzen oder zu kränken.

- ○ Brüllen oder Schreien
- ○ Demütigungen
- ○ wüste Beschimpfungen
- ○ Sarkasmus und verletzende »Witze«
- ○ Vorwürfe wie »Du bist doch diejenige, die immer …« oder »Du bist doch diejenige, die nie …«
- ○ mir die Schuld zuweisen
- ○ Herabwürdigungen
- ○ Schweigen als Strafe
- ○ Beleidigungen
- ○ Verbale Drohungen
- ○ ______________________________
- ○ ______________________________
- ○ ______________________________

Sexuelle Gewalt

Alle unerwünschten sexuellen Kontakte und der Einsatz von Sexualität als Mittel, um Sie zu verletzen oder zu kontrollieren.

- ○ sich über mich lustig machen, weil ich Nein gesagt habe
- ○ sexuelle Aktivitäten einfordern, die ich nicht möchte
- ○ Sex mit den Worten ablehnen, ich sei unattraktiv
- ○ frühere sexuelle Erfahrungen gegen mich verwenden
- ○ darauf bestehen, gemeinsam Pornos anzuschauen
- ○ eine Affäre beginnen oder androhen
- ○ mich mittels Schuldgefühlen, Drangsalieren oder Drohungen zum Sex nötigen
- ○ Sex erzwingen (Vergewaltigung)
- ○ ständige Kritik an meiner Kleidung (zu aufreizend oder nicht sexy genug)
- ○ ständige Vorwürfe, ich sei »nicht gut genug«
- ○ ständige Vorhaltungen, ich sei zu dick und unattraktiv
- ○ sexuelle Herabsetzung (mich als Hure, Schlampe, frigide, prüde usw. bezeichnen)
- ○ Sex als Gegenleistung verlangen
- ○ mit anderen über unser Sexualleben reden
- ○ ______________________________
- ○ ______________________________
- ○ ______________________________

Spirituelle Gewalt

Äußerungen oder Handlungen, die Sie spirituell verletzen.

- ○ Glaubensvorschriften gegen mich verwenden
- ○ Führer meiner Glaubensgemeinschaft gegen mich aufwiegeln
- ○ meine Glaubensgemeinschaft gegen mich aufwiegeln

- ○ mich von meiner Glaubensgemeinschaft abschotten
- ○ meine religiösen Überzeugungen angreifen
- ○ mich an der Ausübung meines Glaubens hindern
- ○ verhindern, dass die Kinder mehr über meinen Glauben erfahren
- ○ meinen Glauben ständig kritisieren oder verunglimpfen
- ○ mir das Gefühl geben, zurückgewiesen zu werden oder unwürdig zu sein
- ○ mich nötigen, seine religiösen Überzeugungen zu übernehmen
- ○ ______________________________
- ○ ______________________________
- ○ ______________________________

Kinder als Druckmittel

Kinder in die Gewaltsituation einbeziehen, sie manipulieren, bedrohen oder als Druckmittel einsetzen.

- ○ mich vor den Kindern herabsetzen
- ○ die Kinder zu seinem Vorteil instrumentalisieren
- ○ Drohungen, mir die Kinder wegzunehmen
- ○ mit mir um das Sorgerecht kämpfen
- ○ keinen Unterhalt für die Kinder zahlen
- ○ mir vorwerfen, ich sei eine schlechte Mutter
- ○ den Kindern erzählen, ich sei eine schlechte Mutter
- ○ die Kinder belügen
- ○ den Kindern Lügen über mich erzählen
- ○ Drohungen, die Kinder büßen zu lassen
- ○ die Kinder verletzen
- ○ Besuchsregelungen nutzen, um mich unter Druck zu setzen
- ○ ______________________________

4. Welche Formen von Gewalt gibt es?

○ ________________________________
○ ________________________________

Soziale Gewalt

Jeder Versuch, Sie zu isolieren oder Ihnen die Inanspruchnahme von Hilfe und Unterstützung zu verwehren.

○ Einschränkung meiner Bewegungs- und Handlungsfreiheit
○ Abschottung von Freunden und Verwandten
○ mich vor anderen in Verlegenheit bringen
○ Kontrollieren, mit wem ich meine Zeit verbringe
○ Weigerung, Zeit mit meinen Verwandten zu verbringen
○ Eifersucht
○ Freunde und Verwandte harsch kritisieren, damit ich den Kontakt abbreche
○ meine Telefongespräche überwachen
○ meine E-Mails lesen
○ mein Facebook-Konto kontrollieren
○ meine Handy-Anrufliste kontrollieren
○ Erklärungen für meinen Umgang mit anderen verlangen
○ Kilometerstand des Autos überwachen
○ mich daran hindern, berufstätig zu sein
○ meinen beruflichen Aufstieg behindern
○ mich an Weiterbildungs- oder Umschulungsmaßnahmen hindern
○ ________________________________
○ ________________________________
○ ________________________________

Kultur als Druckmittel

Die kulturelle Identität als Mittel benutzen, um Sie zu dominieren oder herabzusetzen.

- ○ kulturelle Merkmale zur Rechtfertigung von Gewalt anführen
- ○ meine Kultur herabsetzen
- ○ Zwang, seine kulturellen Gepflogenheiten zu übernehmen
- ○ in seine Muttersprache verfallen, um mich auszuschließen
- ○ sich der Verwandtschaft bedienen, um mich unter Druck zu setzen oder zu misshandeln
- ○ mir den Zugang zur Mainstream-Kultur oder zum Erlernen der Landessprache verwehren
- ○ ______________________________
- ○ ______________________________
- ○ ______________________________

Emotionale Gewalt

Jede Handlung, die darauf abzielt, Ihr emotionales Wohlbefinden zu untergraben oder emotionale Verletzungen oder Verwirrung zu erzeugen.

- ○ Hänseln
- ○ mir meine Gefühle vorschreiben
- ○ mich in eine aussichtlose Situation bringen, in der ich »nicht gewinnen« kann.
- ○ einen bedrohlichen Tonfall anschlagen
- ○ Eifersucht
- ○ Einschüchterung
- ○ abrupte Stimmungswechsel (zum Beispiel von Ruhe zu plötzlicher Wut)
- ○ zwiespältige Botschaften (zum Beispiel Liebe und Hass)

- ○ unberechenbares Verhalten
- ○ emotionaler Rückzug
- ○ Schuldgefühle provozieren
- ○ mich als Konkurrenz betrachten
- ○ mich ständig zum Sündenbock abstempeln
- ○ Liebesentzug
- ○ mich mitten in der Nacht aufwecken
- ○ mit Suizid drohen
- ○ eigenes Gewaltverhalten verharmlosen
- ○ ______________________________
- ○ ______________________________
- ○ ______________________________

Intellektuelle Gewalt

Jede Handlung, die bewirken soll, dass Sie an Ihren geistigen Fähigkeiten zweifeln oder Minderwertigkeitsgefühle entwickeln.

- ○ mich als dumm hinstellen
- ○ behaupten, mir in puncto Intelligenz haushoch überlegen zu sein
- ○ meine Grammatik »von oben herab« korrigieren
- ○ meine Meinung oder mein Wissen abwerten
- ○ mich gezielt in Verwirrung bringen
- ○ meine intellektuellen Fähigkeiten kleinreden
- ○ mir ständig ins Wort fallen
- ○ seinen höheren Bildungsstand herauskehren
- ○ mein Bildungsniveau oder meinen Beruf herabsetzen
- ○ ______________________________
- ○ ______________________________
- ○ ______________________________

Finanzielle Gewalt

Jede vorsätzliche Handlung, die Ihre finanzielle Sicherheit (oder die Ihrer Kinder) beeinträchtigt oder Ihren Zugang zu ökonomischen Entscheidungen einschränkt.

- ○ über jede Ausgabe Rechenschaft fordern
- ○ für jeden Einkauf eine Rechtfertigung fordern
- ○ Informationen über unsere finanzielle Situation vorenthalten
- ○ Geld vor mir verstecken
- ○ meinen Zugriff auf Bargeld und Konten beschränken
- ○ gemeinsame Bankkonten ohne mein Einverständnis auflösen
- ○ Geld, das für den Haushalt gedacht war, für sich selbst ausgeben (oder verspielen)
- ○ größere Anschaffungen oder finanzielle Transaktionen ohne meine Zustimmung tätigen
- ○ meinen finanziellen Beitrag zum Haushaltsbudget bagatellisieren
- ○ Drohung, im Fall einer Trennung das gesamte Vermögen einzubehalten
- ○ Weigerung, Ausgaben für die Kinder zu übernehmen
- ○ Geld gedankenlos verschwenden
- ○ mich zwingen, um Geld zu betteln
- ○ mich zu falschen Angaben zwingen, um Sozialleistungen zu beziehen
- ○ unbezahlte Rechnungen auflaufen lassen
- ○ mich bei finanziellen Engpässen die Rechnungen begleichen lassen
- ○ finanzielle Entscheidungen ohne mich treffen
- ○ keinen Unterhalt für die Kinder zahlen
- ○ ______________________________
- ○ ______________________________
- ○ ______________________________

Gewalt gegen Haustiere oder Sachen

Haustiere misshandeln oder Gegenstände absichtlich beschädigen, um Sie einzuschüchtern, zu kontrollieren oder zu verletzen.

- ○ Drohen, den Haustieren etwas anzutun
- ○ Haustiere vernachlässigen, schlagen oder töten
- ○ auf Wände und Türen einhämmern
- ○ mit Gegenständen um sich werfen
- ○ das Auto absichtlich beschädigen
- ○ Gegenstände zertrümmern
- ○ Dinge zerstören, die mir etwas bedeuten
- ○ ______________________________
- ○ ______________________________
- ○ ______________________________

Welche Motive verbergen sich hinter seinem Verhalten?

Es ist wichtig, an dieser Stelle einen Blick auf die Motive Ihres Partners zu werfen. Beim Anschauen der Listen haben Sie vielleicht Verhaltensweisen entdeckt, die auch Sie schon einmal angewandt haben. Sie sollten das jedoch im Kontext Ihrer eigenen Motive betrachten. Zur Veranschaulichung folgendes Beispiel:

Wir haben physische Gewalt als jede Form von unerwünschtem Körperkontakt definiert. Ohne Berücksichtigung der Motive, die sich dahinter verbergen, würde das bedeuten, dass auch dann ein Akt der Gewalt vorliegt, wenn Sie jemandem versehentlich auf die Zehen treten. Schließlich handelt es sich um eine unerwünschte Berührung. Wenn Sie jemandem jedoch versehentlich auf die Zehen treten, geschieht das nicht aus dem Bedürfnis heraus, ihn zu kontrollieren oder einzuschüchtern. Der unerwünschte Körperkontakt ist einem Zufall geschuldet; der Zeh des Geschädigten befand sich dummerweise genau dort, wohin Sie Ihren Fuß gesetzt haben.

Eine vergleichbare Situation liegt vor, wenn Sie Ihren wutentbrannten Partner zur Seite stoßen, weil er Sie anschreit und daran hindert, den Raum zu verlassen. Das mag aus seiner Sicht ein unerwünschter Körperkontakt sein. Dahinter verbirgt sich jedoch nicht die Absicht, ihn zu kontrollieren oder Ihre Macht über ihn zu sichern. Es handelt sich um den Versuch, einer Situation zu entkommen, die Ihre physische oder emotionale Sicherheit gefährdet. Ihr Motiv ist Selbstschutz und nicht Macht- und Kontrollgewinn über Ihren Partner.

Viele betroffene Frauen beschreiben ihre Motive oft als den einfachen Wunsch, sich Gehör und Respekt zu verschaffen – sie wollen in der Beziehung auf Augenhöhe behandelt werden. Manche Frauen schreien ihren Partner an, beschimpfen ihn oder schlagen auf ihn ein. Wenn sie die Motive für dieses Verhalten erforschen, entdecken sie, dass ihre Ideen, Meinungen oder Gefühle ignoriert werden. Ihr Verhalten ist eine Reaktion darauf, dass sie ständig mundtot gemacht werden, eine Form der Gewalt mit massiven Auswirkungen. Eine Frau schilderte ihre Beweggründe folgendermaßen:

Nach stundenlangen zermürbenden Verbalattacken von meinem Partner reichte es mir. Ich ging ins Haus, aber er kam mir nach. Ich machte auf dem Absatz kehrt und schlug auf ihn ein, völlig außer mir, und schrie ihn an. Plötzlich wurde mir bewusst, dass so etwas überhaupt nicht meine Art war. Ich hielt inne und brach in Tränen aus. Es war nicht meine Absicht, Kontrolle über ihn zu bekommen. Ich hatte nicht vor, mich auf sein Niveau zu begeben. Ich wollte nur, dass er sich in Ruhe anhört, was ich zu sagen habe, aber davon konnte keine Rede sein. Mir wurde klar, dass er meine Meinung nie gelten lassen würde. In seinen Augen hatte ich keinerlei Mitspracherecht.

Marie

Im Zentrum des dargestellten Rades steht das Streben Ihres Partners nach *Macht und Kontrolle*. Jedes Gewaltverhalten ist auf das gleiche Ziel gerichtet: Sicherung der Dominanz in der Beziehung und Einschüchterung. Obwohl sich Marie in dieser spezifischen Situation vielleicht ein wenig mehr Kontrolle gewünscht hätte, galt ihr Hauptinteresse dem Bedürfnis, gehört zu werden. Es lag nicht in ihrer Absicht, die Kontrolle über ihren Partner zu erlangen. Ihr Verhalten war alles andere als wünschenswert, aber Gewalt war nicht das angestrebte Ziel. Ihr Motiv war Selbstschutz.

Falls auch Sie zu aggressiven Verhaltensweisen Zuflucht genommen haben, sollten Sie nicht zu hart mit sich sein. Machen Sie sich bewusst, dass sie nicht Ihrem Selbstbild entsprechen und dass Ihre Motive nicht auf Kontrollstreben oder Gewaltbereitschaft basieren. Wenn Sie Ihrem Partner schon einmal die Stirn geboten haben, haben Sie vermutlich erfahren, wie gefährlich offener Widerstand sein kann. Wir raten daher dringend zur Vorsicht. Möglicherweise wissen Sie aus eigener Anschauung, wie riskant es ist, wenn Sie sich zur Wehr setzen oder klar Stellung beziehen, denn Ihr Partner hat auf der physischen, ökonomischen oder sozialen Ebene möglicherweise mehr Macht als Sie. Vielleicht hat er Sie gnadenlos verbal angegriffen oder verspottet, bis Sie es nicht mehr ausgehalten und zurückgebrüllt, Gegenstände zu Boden geworfen oder ihn weggestoßen haben. Damit haben Sie ihm einen Vorwand für eine hochgradig gefährliche Eskalation seiner Gewalttätigkeit geliefert.

Wie ist das Rad der Macht und Kontrolle in meiner Situation beschaffen?

Um mehr Klarheit über Ihre persönliche Situation zu gewinnen, ist es hilfreich, das nachfolgende Diagramm vom Rad der Macht und Kontrolle auszufüllen. Der erste Schritt besteht darin, die in Ihrer Situation zutreffenden Formen der Gewalt aufzulisten. Dabei gibt es nicht die eine richtige Methode. Manche Frauen fassen beispielsweise emotionale, intellektuelle und verbale Gewalt unter einem Begriff zusammen, während andere sie getrennt aufführen. Entscheiden Sie, was Ihnen am sinnvollsten erscheint.

Es gibt auch nicht die eine richtige Methode, um Beispiele für die verschiedenen Formen, Verhaltensweisen und Taktiken der Gewalt im Rad einzuordnen. Wenn der Partner die Tür blockiert und Sie daran hindert, das Badezimmer zu verlassen, können Sie dieses Verhalten als physische Gewalt beschreiben – als körperliche Bedrohung. Sie können aber auch einen Akt der emotionalen Gewalt darin sehen – er nimmt sie gewissermaßen in Geiselhaft. Oder Sie werten es als sexualisierten Übergriff – er ist in einen Bereich eingedrungen, der als Privatsphäre gilt. In solchen Fällen listen Sie die Taktiken oder Beispiele einfach in mehreren Kategorien auf.

Was ist, wenn ich Klarheit über das Rad der Macht und Kontrolle in meiner Beziehung gewonnen habe?

Das Rad der Macht und Kontrolle hat Ihnen vielleicht die Augen geöffnet und geholfen, einige Gewalterfahrungen als solche zu identifizieren. Möglicherweise haben Sie bereits erkannt, dass Ihr Partner zu physischen und/oder verbalen Übergriffen neigt, haben sich aber schwergetan, sein Verhalten als ökonomischen, intellektuellen oder sexualisierten Akt der Gewalt zu bezeichnen.

Möglicherweise fühlen Sie sich aber auch überwältigt von den zahlreichen Formen Ihrer eigenen Gewalterfahrungen und der Anzahl der Beispiele in Ihrem Rad. Viele betroffene Frauen haben bestätigt, dass ihnen erst nach dieser Übung bewusste wurde, in welchem Ausmaß ihr Leben von Gewalt bestimmt war.

Oft wird ihnen erst beim Blick auf das Rad der Macht und Kontrolle klar, warum selbst einige scheinbar annehmbare Verhaltensweisen ihres Partners ein ungutes Gefühl bei ihnen auslösen. Wenn Sie in Ihrer Beziehung beispielsweise die Finanzen verwalten, liegt die Kontrolle über das Budget vermeintlich bei Ihnen. Doch wenn Ihr Partner die Einkünfte und Ausgaben mit Argusaugen überwacht und Sie für Ihre gemeinsame finanzielle Situation verantwortlich macht, ist Ihr Entscheidungsspielraum begrenzt. Die Reaktion des Partners auf Ihre Budgetplanung gibt Ihnen eher Anlass zur Sorge als das Budget selbst. Vielleicht ist Ihr Partner spielsüchtig, und Sie können ihn nicht daran hindern, das Familieneinkommen zu verschwenden. Oder Sie müssen den Unterhalt der Familie allein stemmen, haben aber kein Mitspracherecht, wofür das Geld ausgegeben wird, das Sie verdienen. Die Kontrolle über die Finanzen kann verschiedene Formen annehmen.

Das Rad der Macht und Kontrolle veranlasst Sie vielleicht, darüber nachzudenken, ob Ihr Partner die Kontrolltaktiken bewusst einsetzt und ob ihm klar ist, dass er mit seinem Verhalten die Kontrolle in der Beziehung zu sichern versucht. An diesem Punkt fragen sich viele Teilnehmerinnen unserer Frauengruppe: »Bedeutet das, dass er mich nicht liebt? Geht es ihm in Wirklichkeit nur darum, die Kontrolle über mich aufrechtzuerhalten?« Sie sind die Einzige, die diese Frage beantworten kann, doch eines ist gewiss: Frauen neigen dazu, die Beziehung in den Mittelpunkt zu stellen, während für gewalttätige Männer die eigenen Bedürfnisse an erster Stelle stehen. Vielleicht liebt er Sie noch, aber die Sicherung seiner Macht und Kontrolle ist ihm wichtiger als echte Begegnung.

Die Erkenntnis, dass Ihr Partner sich selbst und seinen Belangen einen höheren Stellenwert einräumt als Ihnen und Ihrer Beziehung, kann bitter sein. Vermutlich hatten die Bedürfnisse Ihres Partners und Ihrer Familie seit jeher Vorrang vor Ihren eigenen Wünschen und Bedürfnissen; deshalb fällt es Ihnen schwer, sich vorzustellen, dass sein Verhalten von ganz anderen Prioritäten und Motiven bestimmt wird. Viele Frauen sind erleichtert, wenn sie Klarheit über die wahren Absichten und Zielsetzungen ihres Partners gewinnen, aber sich die unterschiedliche Einstellung zu ihrer Beziehung bewusst zu machen, kann auch sehr schmerzhaft sein.

Einen Schritt zurückzutreten und das Rad der Macht und Kontrolle aus der Distanz zu betrachten, kann sowohl ein niederschmetternder Moment als auch eine Bestätigung sein. Niederschmetternd, weil Sie erkennen, wie umfassend die Gewalt in Ihrer Beziehung ist. Und eine Bestätigung, weil Sie nun die Gewissheit haben, dass sich hinter den vermeintlich vereinzelten Entgleisungen ein notorisches Gewaltverhalten verbirgt. Die Erkenntnis, dass die Übergriffe und gezielten Kontrollversuche

4. Welche Formen von Gewalt gibt es?

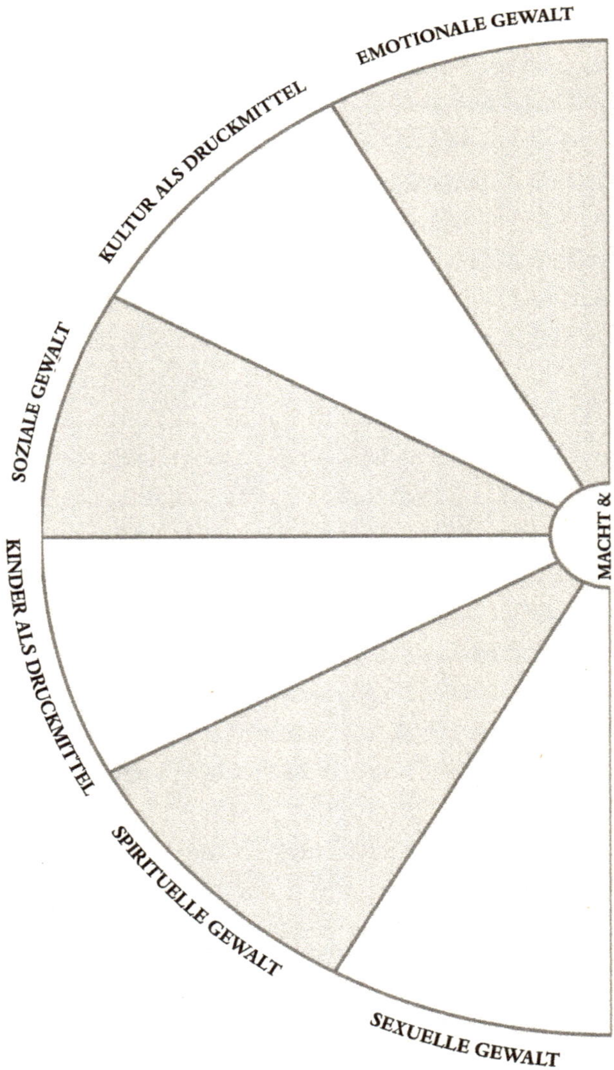

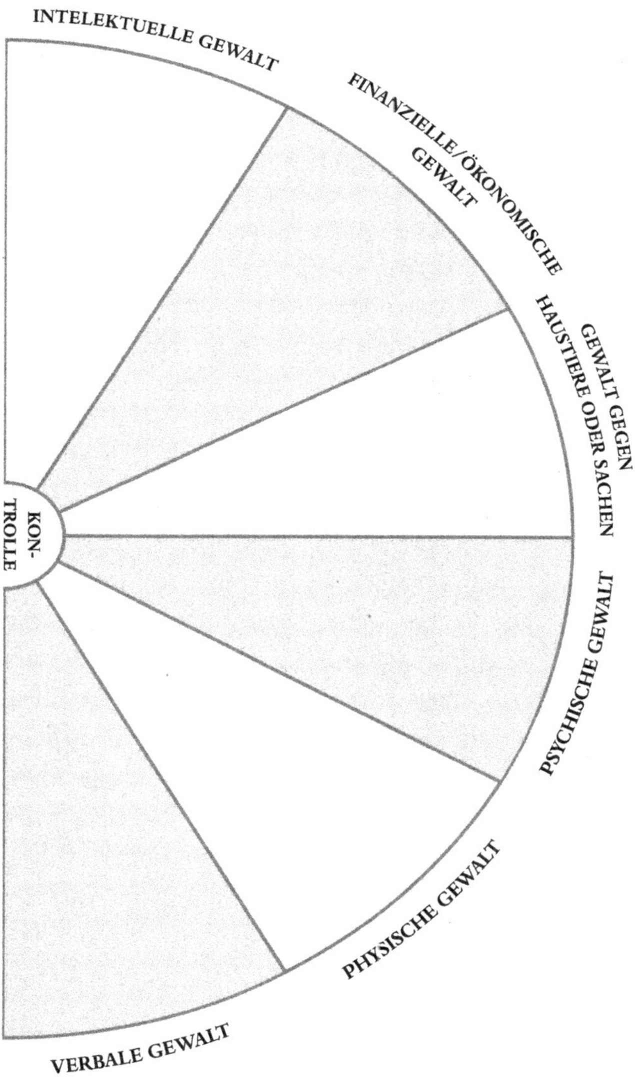
INTELEKTUELLE GEWALT
FINANZIELLE/ÖKONOMISCHE GEWALT
GEWALT GEGEN HAUSTIERE ODER SACHEN
PSYCHISCHE GEWALT
PHYSISCHE GEWALT
VERBALE GEWALT
KON-TROLLE

überwiegen, kann verstörend sein, weil Sie dachten, dass Sie beide daran interessiert wären, eine funktionierende Beziehung aufzubauen.

Viele Frauen empfinden bei der Bewältigung dieser schwierigen Erkenntnisse ein gewisses Maß an Erleichterung, weil sie sich das Verhalten ihres Partners endlich erklären können. Zu wissen, dass es ihm um Macht und Kontrolle über sie geht, bedeutet, dass sie aufhören können, einen Sinn hinter den unberechenbaren und verletzenden Aktivitäten zu suchen. Er ist fest entschlossen, sie zu kontrollieren, und das ist der einzige Sinn und Zweck.

Wir haben in diesem Kapitel viele Ideen und Konzepte vorgestellt und Sie haben nun eine Menge zu verarbeiten. Einige Frauen haben berichtet, dass es ihnen schwerfiel, diese Informationen zu verdauen, weil die Gewaltspirale dadurch konkreter und realer wurde. Die eigenen Erfahrungen im Rad der Macht und Kontrolle aufzuschreiben, kann hilfreich, aber zugleich alarmierend und Furcht einflößend sein. Es ist mutig von Ihnen, dieses Kapitel bis zu Ende zu lesen. Machen Sie sich aber bewusst, dass allein die Kenntnis vom Ausmaß der Gewalt Ihres Partners nicht bedeutet, dass dies schon der richtige Zeitpunkt ist, zu handeln.

Unsere Gesellschaft hat ein allzu simples Verständnis von häuslicher Gewalt: Sie geht davon aus, dass Sie eine Beziehung, in der Sie Gewalt ausgesetzt sind, umgehend beenden sollten. Wir wissen hingegen, dass Sie viele Faktoren berücksichtigen müssen und sich einer vielschichtigen Entscheidung gegenübersehen. Wir möchten Sie ermutigen, das Buch in Ihrem eigenen Tempo weiterzulesen und sich die Unterstützung von Menschen zu sichern, die Verständnis für Ihre schwierige Situation haben. Gehen Sie behutsam mit sich selbst um; viele Frauen machen das Gleiche durch wie Sie, und sie bestätigen, dass es keine einfachen Entscheidungen sind, die hier auf Sie warten.

An dieser Stelle noch einmal eine kurze Zusammenfassung des Kapitels: Das Rad der Macht und Kontrolle hilft Ihnen, die verschiedenen Formen und Taktiken von Gewalt zu erkennen, die Sie bisher vielleicht nicht als Gewalt wahrgenommen haben. Es führt Ihnen vor Augen, dass das Bedürfnis nach Macht und Kontrolle in der Beziehung für die Motive Ihres Partners von zentraler Bedeutung ist.

Es hilft Ihnen, sich bewusst zu machen, dass Sie viele der gewalttätigen Verhaltensweisen möglicherweise verharmlost oder ignoriert haben, weil Sie vereinzelte Entgleisungen darin sahen, die für sich noch kein Alarmzeichen darstellten. Das Rad der Macht und Kontrolle ermöglicht Ihnen jedoch zu erkennen, dass diese einzelnen »unliebsamen« Vorkommnisse in einen Kreislauf der Gewalt eingebettet sind, der verheerende Folgen für Sie hat.

Und schließlich schärft die von Ihnen zusammengestellte Liste den Blick auf die Taktiken, die Ihr Partner anwendet, um Sie einzuschüchtern und zu kontrollieren. Wir hoffen, dass sie Ihnen Aufschluss über seine wahren Absichten und Ziele gibt.

5. Wie wirkt sich die Gewalt auf mich aus?

Ein halbes Jahr, nachdem ich meinen Mann verlassen hatte, war ich in der Lage, meine Bluthochdruck-Medikamente abzusetzen. Ich hatte immer gedacht, ich müsste sie bis an mein Lebensende nehmen. Für mich war der Bluthochdruck eine Folge meiner Unfähigkeit gewesen, mit Stress umzugehen. Ich wäre nie auf die Idee gekommen, dass die ständige Angst und Anspannung, die das Zusammenleben mit einem unberechenbaren und gewalttätigen Mann mit sich brachte, die Ursache war.
Claire

Obwohl Claire von ihrem Mann nie körperlich misshandelt wurde, war die emotionale Gewalt eine Konstante in ihrer Beziehung. Er fand jeden Tag irgendeinen Grund, sie zu kritisieren und zu streiten. Der fortwährende Stress, der das Zusammenleben mit ihm prägte, forderte einen hohen Tribut: Er schädigte Claires Gesundheit.

Wie schwerwiegend ist die Gewalterfahrung?

Die Schwere der Gewalt lässt sich nicht aus ihrer Art ablesen, sondern vielmehr an den Spuren und Auswirkungen, die sie hinterlässt. Die Folgen sind häufig das Ergebnis fortdauernder, unvorhersehbarer und scheinbar unzusammenhängender Aktionen und Reaktionen Ihres Partners. Sie sind eine Realität, bleiben jedoch den meisten Menschen in Ihrem sozialen Umfeld verborgen. Vermutlich haben Sie sich die größte Mühe gegeben, die Schwierigkeiten in Ihrer Beziehung zu kaschieren, vor allem wenn Ihnen eingeredet wurde, dass Sie dafür verantwortlich sind. Viele Frauen in unseren Selbsthilfegruppen haben die Übergriffe ihres Partners anfangs bagatellisiert oder heruntergespielt. Sie sagen: »So schlimm ist es ja auch wieder nicht. Er hat mich nie geschlagen. Meistens wird er nur verbal ausfallend.« Bei solchen Aussagen werden die Folgen unterschätzt, die alle Formen von Gewalt haben.

Unsere Gesellschaft neigt dazu, ausschließlich physische Gewalt als solche wahrzunehmen, weil sie am bedrohlichsten erscheint. Physische Gewalt ist zweifellos schwerwiegend und kann zu äußerst schmerzhaften Verletzungen und bleibenden Schäden führen. Doch wir sollten auch die Auswirkungen anderer Gewaltformen ernst nehmen. Die nachfolgenden vier Beispiele zeigen, warum.

Bei Jim und Sandra kommt es während einer gemeinsamen Autofahrt zu einem heftigen Wortwechsel. Jim fährt rücksichtslos, was Sandra Angst macht, aber schließlich gibt sie es auf, ihn zu einer Änderung seines Verhaltens bewegen zu wollen. Jim hat nicht die Absicht, Sandra zu verletzen, aber in seinen Augen ist ihre Angst völlig unbegründet. Sein rasanter Fahrstil hat einen Verkehrsunfall zur Folge: Sandra wird dabei verletzt und bricht sich ein Handgelenk. Glauben Sie, die Auswirkung auf Sandra ist eine andere, als wenn Jim ihr das Handgelenk bei einer tätlichen Auseinandersetzung gebrochen hätte?

Dave und Brenda geraten im Wohnzimmer in Streit. Dave wird immer wütender und hindert Brenda daran, den Raum zu verlassen. Schließlich wirft er ein Buch nach ihr, das nur um Haaresbreite ihren Kopf verfehlt. Glauben Sie, die Auswirkung auf Brenda ist anders, als wenn er sie geohrfeigt hätte?

Rajiv und Reena sind seit ihrer Teenagerzeit ein Paar. Rajiv hat Reena noch nie geschlagen, aber seine emotionalen Angriffe sind gnadenlos. Ständig hat er etwas an ihrem äußeren Erscheinungsbild und an ihrem Verhalten auszusetzen. Rajivs Attacken führen dazu, dass Reena magersüchtig wird. Die Anorexia nervosa ist eine Erkrankung, bei der sich viele Betroffene buchstäblich zu Tode hungern. Wie schätzen Sie die Gefahr ein, die von Rajivs emotionalen Übergriffen ausgehen?

Ray hat alle Bankkonten aufgelöst, und Charlene weiß nicht, was er mit dem Geld macht. Er teilt ihr lediglich das Haushaltsgeld zu. Sie sieht sich außerstande, die Kosten zu stemmen, die ihre drei Kinder verursachen. Charlene leidet seit Langem an einer schweren Herzerkrankung, die von ihrem Hausarzt regelmäßig überwacht wird und sich angesichts der finanziellen Belastung, die Rays Kontrollverhalten mit sich bringt, verschlimmert. Der Hausarzt rät ihr dringend, alle Stressursachen in ihrem Leben zu beseitigen, doch Ray weigert sich, auf die Vorschläge einzugehen, die sie ihm zur Verbesserung der Situation macht. Wie lebensbedrohlich ist die Situation Ihrer Ansicht nach?

Solche Szenarien weisen auf eine wichtige Tatsache hin. Männer müssen nicht handgreiflich werden, um gewalttätig zu sein.

Keiner der Männer in unseren Beispielen hat seine Partnerin geschlagen, doch die Spuren, die ihre Übergriffe hinterlassen, sind schwerwiegend. Auch körperlich.

Wie schwer es ist, die gesellschaftlich weitverbreitete Idee auszurotten, dass nur körperliche Gewalt ernst zu nehmen sei, zeigt sich darin, dass viele betroffene Frauen das Gefühl haben, emotionale, verbale, ökonomische und spirituelle Gewalt sei »nicht so schlimm« und sie müssten imstande sein, damit umzugehen. Wenn Sie beginnen, die Auswirkungen aller Formen von Gewalt ernst zu nehmen, können Sie auch Ihre eigenen Erfahrungen in der Partnerbeziehung besser einschätzen.

Welche Auswirkungen hat die Gewalt?

Um Ihre emotionale und physische Sicherheit (und die Ihrer Kinder) zu gewährleisten, haben Sie Ihre Aufmerksamkeit vermutlich ständig auf Ihren Partner gerichtet, damit Sie seine Stimmungen und sein Verhalten sofort erkennen. Da Sie sich meistens auf ihn konzentriert haben, hatten Sie wahrscheinlich selten Gelegenheit, in Ruhe darüber nachzudenken, wie sich seine Übergriffe auf Sie auswirken.

In unseren Selbsthilfegruppen fragen wir die Frauen, was die Auswirkungen auf sie sind, und laden sie ein, sie zu sammeln. In einem Brainstorming finden sie Beispiele für die Folgen ihrer jeweiligen Gewalterfahrungen und zeichnen sie auf mehreren Seiten Flipchart-Papier auf.

Es folgt eine Liste von Auswirkungen, die von einer Frauengruppe erstellt wurde. Sie deckt jeden Aspekt der Gewalt ab – emotional, intellektuell, physisch, ökonomisch, sozial und spirituell. Bitte lesen Sie die Liste durch, kreuzen Sie die auf Sie zutreffenden Auswirkungen von Partnergewalt an und ergänzen Sie die Einträge.

Liste der Auswirkungen von Gewalt

Die Gewalterfahrungen haben bei mir zur Folge, …

- ○ dass ich mich frage, ob ich langsam den Verstand verliere.
- ○ dass ich mich isoliert fühle.
- ○ dass ich Depressionen habe.
- ○ dass ich mich für nichts mehr interessiere.
- ○ dass ich keine Energie mehr habe.
- ○ dass ich völlig desillusioniert bin.
- ○ dass ich Konzentrationsschwierigkeiten habe.
- ○ dass meine Arbeit darunter leidet.
- ○ dass ich mich überfordert fühle.
- ○ dass ich dazu neige, soziale Kontakte und Menschenansammlungen zu meiden.
- ○ dass ich den Leuten etwas vormache, indem ich behaupte: »Es geht mir gut.«
- ○ dass ich gezwungen bin, bestimmte Dinge geheim zu halten.
- ○ dass ich das Gefühl habe, zu wenig Unterstützung zu bekommen.
- ○ dass ich einsam bin.
- ○ dass ich an Selbstmord denke.
- ○ dass ich vergesslich geworden bin.
- ○ dass ich mich verwirrt fühle.
- ○ dass ich unliebsame Dinge ausblende / verdränge.
- ○ dass ich mich wie betäubt fühle.
- ○ dass ich ständig nervös bin.
- ○ dass ich das Gefühl habe, in der Falle zu sitzen.

○ dass ich mich auf einer emotionalen Achterbahnfahrt befinde.
○ dass ich das beängstigende Gefühl habe, nicht ungestraft davonzukommen.
○ dass ich mich verletzlich fühle.
○ dass ich Todesangst habe.
○ dass ich ständig Rechenschaft darüber ablegen muss, wie und mit wem ich meine Zeit verbringe.
○ dass ich mir paranoid vorkomme.
○ dass ich unter Panikattacken leide.
○ dass ich das Gefühl habe, einer Gehirnwäsche unterzogen zu werden.
○ dass ich fortwährend unter Strom stehe.
○ dass ich mir den Anschein geben muss, dauernd beschäftigt zu sein.
○ dass ich das Gefühl habe, ich müsste immerzu auf der Hut sein.
○ dass ich mehr rauche.
○ dass ich mehr Alkohol trinke.
○ dass ich mehr Kaffee trinke.
○ dass ich mehr rezeptfreie Medikamente nehme, um abzuschalten.
○ dass ich rezeptpflichtige Medikamente nehme, um mit der Situation fertigzuwerden.
○ dass ich häufiger fernsehe / im Internet unterwegs bin.
○ dass ich spielsüchtig geworden bin.
○ dass ich unter Schlafstörungen leide.
○ dass ich mich im Bett verkrieche.
○ dass ich mitten in der Nacht hochschrecke.
○ dass ich schweißgebadet aufwache.
○ dass ich Albträume habe.
○ dass ich den Appetit verloren habe.

- ○ dass ich zu viel esse.
- ○ dass ich ein Magengeschwür habe.
- ○ dass ich Verdauungsprobleme habe.
- ○ dass ich schon mehrmals eine Blasenentzündung hatte.
- ○ dass ich unter Muskelverspannungen leide.
- ○ dass ich unter Übelkeit und Erbrechen leide.
- ○ dass ich oft Durchfall habe.
- ○ dass ich an einer Essstörung (Magersucht / Bulimie) erkrankt bin.
- ○ dass ich mich ständig erschöpft fühle.
- ○ dass ich oft krank bin.
- ○ dass ich zu Herzrasen neige.
- ○ dass ich unter Bluthochdruck leide.
- ○ dass ich Atemwegsprobleme habe.
- ○ dass ich ständig Kopfschmerzen habe.
- ○ dass ich häufig Pilzinfektionen habe.
- ○ dass mir eine Schwangerschaft aufgenötigt wurde.
- ○ dass ich eine Abtreibung / Fehlgeburt hatte.
- ○ dass ich gezwungen werde, auf die Empfängnisverhütung zu verzichten.
- ○ dass ich mir eine sexuell übertragbare Krankheit zugezogen habe (HIV, Hepatitis C …).
- ○ dass mir andauernd schwindlig ist.
- ○ dass ich mich selbst nicht mehr mag.
- ○ dass ich mich hässlich fühle.
- ○ dass ich mich ständig bewerte.
- ○ dass ich nur meine Unzulänglichkeiten wahrnehme.
- ○ dass ich mich nicht wertschätze.
- ○ dass ich den Kontakt zu meinem wahren Selbst verliere.
- ○ dass ich das Interesse an physischer / sexueller Intimität verliere.

- ○ dass ich aufhöre, Dinge zu tun, die mir Spaß machen.
- ○ dass ich denke, es stünde mir nicht zu, meine eigenen Bedürfnisse geltend zu machen.
- ○ dass ich alles für ihn tue (um meiner Sicherheit willen).
- ○ dass ich meine eigenen Bedürfnisse vergesse.
- ○ dass ich Angst davor habe, ein eigenes Leben und eigene Freunde zu haben.
- ○ dass es mir an Selbstachtung fehlt.
- ○ dass ich Schuldgefühle hätte, wenn er mich / ich ihn verlassen würde.
- ○ dass ich mich unwichtig fühle.
- ○ dass ich mir wie eine Versagerin vorkomme.
- ○ dass ich mich inkompetent fühle.
- ○ dass ich mich ständig selbst beobachte oder begutachte.
- ○ dass ich gehemmt bin.
- ○ dass ich mich infrage stelle.
- ○ dass ich meine Intuition einbüße.
- ○ dass ich meine Situation peinlich / beschämend finde.
- ○ dass ich an mir zweifle.
- ○ dass es mir schwerfällt, Männern zu vertrauen.
- ○ dass ich abgestumpft bin.
- ○ dass ich Wut empfinde.
- ○ dass ich meine Kinder / Haustiere anschreie.
- ○ dass ich auf mich selbst wütend bin.
- ○ dass ich ihn verletzen möchte.
- ○ dass ich mir wie eine Prostituierte vorkomme.
- ○ dass ich Privatinsolvenz anmelden musste.
- ○ dass ich mein Haus / meine Wohnung verloren habe.
- ○ dass ich verarmt bin.
- ○ dass ich den Kontakt zu meiner Glaubensgemeinschaft verliere.

5. Wie wirkt sich die Gewalt auf mich aus?

- ○ dass ich meinen Glauben verliere.
- ○ dass meine Kreativität unterdrückt ist.

____

____

____

____

Für die meisten Frauen ist es ein Schock zu entdecken, wie groß das Ausmaß der Gewaltauswirkung auf sie ist. Die Liste der Auswirkungen kann dazu beitragen, sich Gewissheit über Ihre Situation zu verschaffen. Vielleicht haben Sie sich Sorgen gemacht, dass mit Ihnen etwas nicht stimmt, weil Sie in letzter Zeit vergesslich, verwirrt, deprimiert oder ständig krank sind. Die Liste liefert Ihnen eine schlüssige Erklärung für Ihren Zustand: Er ist auf die Auswirkungen der Übergriffe zurückzuführen. Vielleicht erkennen Sie auch, dass es angesichts der Probleme, die Sie bewältigen müssen, kein Wunder ist, dass Sie völlig erschöpft sind! Wir hoffen, dass Ihnen bewusst wird, dass es sich um normale menschliche Reaktionen auf Gewalterfahrungen handelt.

Viele Frauen haben sich besorgt darüber geäußert, wie sehr die Gewalt ihre psychische Verfassung beeinflusst hat. Sie beschreiben ein hohes Maß an Anspannung oder Niedergeschlagenheit. Einige leiden unter Panikattacken und haben Angst, das Haus zu verlassen. Andere stellen fest, dass sie verwirrt, vergesslich oder überfordert sind. Haben Sie jemals an Ihrem gesunden Menschenverstand gezweifelt? Mit Sicherheit sind Sie noch ganz richtig im Kopf! Nur das Verhalten Ihres Partners macht Sie »verrückt«. Falls Sie ernsthaft überlegt haben, ob etwas mit Ihnen nicht stimmt, sollten Sie sich die Frage stellen: »Wäre meine psychische Verfassung ein Thema, wenn ich einen liebevollen Partner hätte, der mich unterstützt?« Lautet Ihre Antwort Nein, sollten Sie sich keine Sorgen um Ihren psychischen Zustand machen, sondern Ihre »Symptome« als normale Reaktion auf die Gewalt betrachten, der Sie ausgesetzt sind. Manchmal deuten sogar professionelle Berater die Auswirkungen von Gewalt fälschlicherweise als psychische Erkrankung, sodass den betroffenen Frauen ein Etikett angehängt wird, das wenig hilfreich ist. Wie sähe das Bild aus, das sich Ihr Beziehungsberater oder Therapeut von Ihnen macht, wenn er den Stress und das Verhalten Ihres Partners, das Sie »um den Verstand bringt«, nachvollziehen könnte?

Hier einige Fallbeispiele, wie sich die Angst im Zusammenleben mit einem gewalttätigen Partner auf die Psyche auswirkt.

Nach meiner Flucht ins Frauenhaus wusste ich, dass ich an einer Depression litt und nur knapp einem psychischen Zusammenbruch entgangen war. Inzwischen ist mir klar, dass die Angst vor meinem Partner die Ursache war. Sie hielt auch nach der Trennung an. Ich wachte oft mitten in der Nacht mit diesem Angstgefühl auf; ich dachte, ich wäre wieder zu Hause. Es hat ein ganzes Jahr gedauert, bis sie abgeklungen war.

Jewel

Viele Dinge lösen auch heute noch Angst bei mir aus. Als ich mit meinem Partner zusammenlebte, durfte ich den Fernseher nicht laut stellen; noch heute gerate ich in Panik, wenn mein Sohn ihn auf volle Lautstärke dreht, dann sage ich ihm, dass er ihn sofort leiser machen soll. Die Angst ist geblieben. Sie wirkt sich mental aus, auch wenn man aus dem Kreislauf ausgestiegen ist – sie klingt immer noch nach.

Esther

Wir waren bei seinen Eltern zum Abendessen eingeladen. Kaum hatte ich meinen Mantel ausgezogen, wurde mir klar, dass ich unpassend gekleidet war. Ich trug Jeans, während sich seine Mutter in Schale geworfen hatte. Er funkelte mich wutentbrannt an. Während des Abendessens konnte ich mich nur schwer auf die Unterhaltung konzentrieren und bekam kaum einen Bissen hinunter. Ich konnte nur noch daran denken, dass er mir auf der Heimfahrt eine Szene machen würde.

Cora

Eine andere Folge der Gewalterfahrung, von der uns die betroffenen Frauen berichtet haben, ist der Griff zu Medikamenten, Alkohol und Drogen, um die Situation besser zu bewältigen oder zu ertragen. Falls Sie jemals versucht haben, mit psychoaktiven Substanzen den physischen oder emotionalen Schmerz zu betäuben oder sich sicherer zu fühlen, sind Sie nicht die Einzige. Es gibt viele negative Klischees von Frauen mit einem »Suchtproblem«, doch die Frauen, die wir kennengelernt haben, entsprechen ihnen nicht. Sie stammen aus allen Schichten der Gesellschaft und versuchen nur, die Gewalt des Partners irgendwie zu überstehen.

In meiner Beziehung gab es mehrmals Situationen, in denen mir alles völlig hoffnungslos erschien. Es war so schlimm, dass ich mich mit einer Flasche Rum hinsetzte. Heute ist mir klar, dass ich trank, um den physischen und emotionalen Schmerz nicht mehr zu spüren.

Isabella

Manche Frauen betrachten psychoaktive Substanzen als Sicherheitsstrategie, um das Gewaltrisiko zu verringern.

Die Beziehung war nicht gut. Gemeinsam mit ihm zu trinken wurde bei mir zur Sicherheitsstrategie, denn dann brüllte und schrie er mich nicht an und flippte seltener aus.

Sami

Es kann ein Sicherheitsrisiko sein, sich verbal gegen die Übergriffe des Partners zu wehren, wie einige Betroffene berichtet haben. Psychoaktive Substanzen können durch Abstumpfen der Sinnesempfindungen dazu beitragen, sich gegen die Gewalterfahrungen zu wappnen.

Ich habe hinter seinem Rücken Drogen genommen. Er wusste nichts davon, aber wenn ich high war, konnte ich all seinen Forderungen nachkommen und beispielsweise sagen: »Mit dir ins Bett gehen? Klar doch, gute Idee.« Ich hatte keine andere Wahl.

Dawn

Möglicherweise hat Ihr Partner oder Ihr soziales Umfeld Ihren Medikamenten-, Alkohol- oder Drogenkonsum gegen Sie verwendet, statt zu erkennen, dass es sich um eine Problembewältigungsstrategie handelt. Vielleicht gab es Andeutungen, dass Ihr Suchtverhalten das eigentliche Problem in der Beziehung sei. Vielleicht überlegen Sie mittlerweile, ob das wahr ist.

Ich bin hoffnungslos von Marihuana abhängig, aber damit ist es mir gelungen, die Gewalt in meiner Beziehung auszublenden. Vermutlich haben die Drogen dafür gesorgt, dass ich bei ihm blieb, denn damals dachte ich, ich sei für die Situation verantwortlich.

April

Sobald Frauen eine sichere Zuflucht oder Unterstützung finden, stellen die meisten fest, dass das Bedürfnis nach psychoaktiven Substanzen nachlässt oder völlig verschwindet. Unserer Erfahrung nach verstehen nicht alle Anlaufstellen für gewaltbetroffene Frauen den Zusammenhang zwischen Suchtmittelkonsum und Gewaltbeziehung. Die Unterstützung von Menschen, die diesen Zusammenhang erkennen, kann im Leben von Frauen, die häuslicher Gewalt ausgesetzt sind, einen großen Unterschied machen.

Werde ich einer Gehirnwäsche unterzogen?

Viele gewalttätige Männer benutzen Taktiken, die einer Gehirnwäsche gleichen, um ihre Partnerin zu kontrollieren und sicherzugehen, dass sie ihren Forderungen entspricht. Kommt Ihnen diese Formulierung extrem vor, um die Absichten und Zielsetzungen Ihres Partners zu beschreiben? Der Gedanke, dass er Sie auf diese Weise kontrolliert oder kontrolliert hat, mag schwer zu verkraften sein, doch er kann dazu beitragen, einige Ihrer Erfahrungen klarer zu benennen.

Wir benutzen den Begriff »Gehirnwäsche«, um zu veranschaulichen, wie ein gewalttätiger Mann seine Partnerin systematisch kontrolliert, indem er bestimmte Taktiken anwendet, die ihre physischen und psychischen Abwehrmechanismen außer Kraft setzen. Zu den Elementen, die an eine Gehirnwäsche erinnern, gehören unter anderem: Schlafentzug über einen längeren Zeitraum, Herabsetzung und Demütigung, die erzwungene Durchsetzung belangloser Forderungen, Beleidigungen und Aufoktroyieren seiner Werthaltungen und Überzeugungen. Die Gehirnwäsche ist darauf ausgerichtet, Sie zu schwächen und klein zu machen, Sie sozial zu isolieren und von Ihrem Partner abhängig zu machen.

Forscher haben Parallelen zwischen den Taktiken gewalttätiger Männer und der Gehirnwäsche in Kriegsgefangenenlagern gezogen, die dazu dient, den Willen der Insassen zu brechen. Die Ähnlichkeiten der Strategien, die von Verhörspezialisten und gewalttätigen Männern angewendet werden, deuten auf die tiefgreifenden Auswirkungen der psychischen und emotionalen Übergriffe auf das Individuum hin. Sie fragen sich vielleicht, warum wir diese Parallelen erwähnen. Sie sind schließlich keine Gefangene. Sie verlassen jeden Tag das Haus, gehen zur Arbeit, machen einen kompetenten und unabhängigen Eindruck. Vielleicht haben Sie einen großen Freundeskreis, mit dem Sie regelmäßig in Kontakt stehen. Oder Sie sind für die gesamte Planung und Verwaltung der Familienfinanzen zuständig. Wir wissen, wie stark und kompetent Frauen, die sich in einer gewaltbelasteten Beziehung befinden, in Wirklichkeit sind; und wir würden nie auch nur andeuten, Sie wären schwach und unfähig, Ihr Leben eigenständig zu meistern. Und wahrscheinlich sind die Motive Ihres Partners nicht mit denen eines Verhörspezialisten zu vergleichen.

Dennoch sollten Sie genau hinschauen, um potenziellen Ähnlichkeiten zwischen einer Gehirnwäsche und den Taktiken, die Ihr Partner anwendet, auf die Spur zu kommen. Einige sind subtil, wenn er beispielsweise ständig Ihre Fahrweise kritisiert, aber sie verfehlen ihre Wirkung nicht, denn irgendwann haben Sie keine Lust mehr, sich in seinem Beisein ans Steuer zu setzen. Vielleicht stellen Sie fest, dass er damit Ihr Selbstvertrauen untergräbt, Ihre Kompetenz infrage stellt, Sie zermürbt, bis Sie keinen Widerstand mehr leisten und sich völlig ausgelaugt fühlen.

Hier einige Beispiele für Gehirnwäsche-Taktiken, zu denen gewalttätige Männer greifen. Eine weithin verbreitete Methode ist der Schlafentzug, der darauf abzielt, Ihre psychische und körperliche Widerstandskraft zu schwächen und die Kontrolle über Sie zu sichern.

Colleen ist völlig erschöpft. An drei Abenden in Folge hat ihr Partner sie bis zwei Uhr morgens wach gehalten und mit ihr gestritten, weil sie übers Wochenende einen Besuch bei ihrer Familie eingeplant hatte. Für Colleen ein Verhalten, das inzwischen gang und gäbe ist. Manchmal, wenn sie gerade im Begriff ist, einzuschlafen, besteht er darauf, irgendetwas mit ihr zu besprechen. Colleen kann sich nicht erinnern, wann sie das letzte Mal ausreichend Schlaf bekommen hat. Sie stellt fest, dass sie den Forderungen ihres Partners immer häufiger nachgibt, weil sie zu ausgelaugt ist, um sich zur Wehr zu setzen.

Eine andere weitverbreitete Gehirnwäsche-Taktik ist die Herabsetzung und Demütigung. Frauen werden erniedrigt und im Beisein anderer bloßgestellt, bis sie es aufgeben, für sich selbst, ihre Ansichten und Belange einzustehen; ein Akt der Selbstbehauptung wäre zu riskant. Die Demütigung stellt ein wirkungsmächtiges Instrument der Kontrolle dar. Hier ein Beispiel, in dem diese Taktik eingesetzt wurde.

Russell ist ein starrsinniger Mensch, der dazu neigt, seine Meinung in Gesellschaft lautstark kundzutun. Bethany sind die extremen Ansichten, die er bei solchen Anlässen äußert, oft peinlich. Früher hat sie versucht, ihren eigenen Standpunkt darzulegen, um die Wogen zu glätten. Doch dann wurde sie von Russell jedes Mal mit dem Hinweis bloßgestellt, dass sie ja nicht einmal einen Collegeabschluss habe. Inzwischen zweifelt sie an ihrer Intelligenz und schweigt, wenn Russell in Gesellschaft auftrumpft.

Ein drittes Element der Gehirnwäsche besteht darin, triviale Forderungen mittels Druck durchzusetzen. Das führt dazu, dass die Frau versucht, jedes seiner Bedürfnisse vorauszuahnen, was ihr natürlich nicht gelingt. Am Ende hat sie Angst, nach eigenem Ermessen zu denken und zu handeln, und fügt sich seinem Willen, um einen Gewaltausbruch zu vermeiden. Hier ein Beispiel für diese Strategie, die gewalttätige Männer anwenden.

Brent besteht darauf, dass das Haus stets makellos sauber ist und sich alles am gewohnten Platz befindet. Im Laufe der Zeit ändert er jedoch die Regeln, was wohin gehört. Seit geraumer Zeit graut es Julia jedes Mal davor, abends von der Arbeit nach Hause zu kommen. Sie fühlt sich völlig verunsichert, zweifelt alles an, was sie tut. Nach dem Abendessen bemüht sie sich beispielsweise, die Spülmaschine so einzuräumen, wie Brent es verlangt. Dabei ist sie einer Panik nahe und gelähmt vor Angst vor einem Wutausbruch, denn sie weiß, dass sie ihm nichts recht machen kann.

Diese Beispiele veranschaulichen, wie zerstörerisch psychische und emotionale Gewalt ist, und zeigen einige weitverbreitete Reaktionen auf Übergriffe des Partners. Sie beschreiben die Folgen von Taktiken wie systematisch herbeigeführte Erschöpfung, angedrohte Erniedrigung oder die erzwungene Durchsetzung von Forderungen, die das psychische oder physische Wohl der betroffenen Frauen beeinträchtigen.

Wir nennen diese Beispiele, um Ihnen vor Augen zu führen, dass Menschen in Gefahrensituationen oft zu Verhaltensweisen gezwungen sind, die sich nicht mit ihrem wahren Selbst in Einklang bringen lassen. Sie haben Ihr wahres Selbst jedoch nicht verloren, sondern nur tief in sich vergraben, um sich vor den emotionalen, sexualisierten, physischen, psychischen und verbalen Angriffen zu schützen. Vielleicht müssen auch Sie den Bedürfnissen und Forderungen Ihres Partners stattgeben, obwohl Sie es eigentlich nicht wollen. Einige Frauen sehen sich sogar gezwungen, gesetzeswidrig zu handeln oder ihre eigenen Werte zu kompromittieren. Kriegsgefangene reagieren genauso: Um ihrer Sicherheit willen passen sie ihr Verhalten an. Und genau wie Kriegsgefangene haben auch Sie Strategien entwickelt, um in unberechenbaren Situationen die größtmögliche Sicherheit für sich selbst und Ihre Kinder zu bewahren. Solche Strategien zeugen von Mut und Weisheit.

Heilt die Zeit alle Wunden?

Auch hier kann die Arbeit, die Sie in diesem Kapitel bereits geleistet haben, belastend oder befreiend sein. Möglicherweise sind Sie überwältigt von den Auswirkungen, die das Gewaltverhalten Ihres Partners auf Sie hat. Vielleicht sind Sie traurig oder wütend. Möglicherweise ist es aber auch befreiend und hilfreich, zu erkennen, dass die Gründe dafür, dass Sie zu viel essen, sich im Bett verkriechen oder zu viel Alkohol trinken, auf die Übergriffe zurückzuführen sind, mit denen Sie leben.

Die Gewalttätigkeit Ihres Partners hat allemal schwerwiegende Auswirkungen, die zu Erschöpfung, Verwirrung oder sogar zu einer ernsthaften Erkrankung führen können. Angesichts dessen ist die Frage berechtigt, ob die Zeit alle Wunden heilt. Die meisten gewaltbetroffenen Frauen stellen fest, dass viele der negativen Auswirkungen verschwinden, sobald sie den Teufelskreis der Gewalt durchbrechen. Einige haben erklärt, dass sich beispielsweise ihr Blutdruck normalisierte, sobald sie wieder ungestört schlafen konnten, auch wenn es teilweise Monate dauerte.

Unter Umständen ist es im Augenblick nicht möglich, sich dem Gewaltverhalten Ihres Partners entweder vorübergehend oder ein für alle Mal zu entziehen. Doch es gibt Schritte, die Sie tun können, um besser für sich selbst zu sorgen und die Auswirkungen der traumatischen Erfahrungen zu mildern. Einige Betroffene schließen sich einer Selbsthilfegruppe für Frauen an, um ihre Erfahrungen mit anderen Betroffenen zu teilen und somit ein unterstützendes Netzwerk aufzubauen. Andere nutzen jede Gelegenheit, Zeit für sich selbst abzuzweigen, und wenn auch nur für einen Spaziergang mit dem Hund. Eine Frau aus unserem Bekanntenkreis hat ein Ehrenamt übernommen, weil sie sich von der Stammbelegschaft der Organisation und den anderen freiwilligen Helfern wertgeschätzt fühlt. Positive Bestätigung von Außenstehenden zu erhalten, hat vielen geholfen, die fortwährende gnadenlose Kritik ihres Partners zu relativieren.

Nehmen Sie sich etwas Zeit dafür, anzuerkennen, was für eine Leistung es ist, dass Sie die vielfältigen traumatischen Folgen einer Beziehung verkraften, die so schwierig und gewaltbelastet ist. Die Erkenntnis, dass Sie sich in einer prekären Situation befinden und auf sich selbst achtgeben sollten, ändert noch nichts an Ihrer Lage. Doch die Verlagerung der Aufmerksamkeit auf sich selbst kann zumindest dazu beitragen, Kraft für die größeren Herausforderungen zu sammeln.

Wenn es Ihnen nicht gelingt, Zeit für sich selbst zu finden, oder Sie sich zu ausgelaugt fühlen, um aktiv zu werden, haben Sie Geduld mit sich. Ein wichtiger erster Schritt auf dem Weg zur Selbstfürsorge ist aufzuhören, Werturteile über sich selbst zu fällen.

6. Bin ich für die Gewalt in der Beziehung verantwortlich?

Mein Verhalten während meiner Ehe gefiel mir gar nicht. Ich hatte das Gefühl, dass ich ständig »nörgle« und die Situation dadurch noch schlimmer mache. Ich habe mich wirklich nach besten Kräften bemüht, strittige Themen fallen zu lassen oder gar nicht erst anzusprechen. Ich habe versucht, mich zu ändern, weil ich der Meinung war, vor allem ich sei für den furchtbaren Zustand unserer Beziehung verantwortlich.

Janet

Liegt die Schuld bei mir?

Frauen fragen sich häufig, ob sie für die Probleme in ihrer Beziehung verantwortlich sind. Sie zerbrechen sich den Kopf, ob es ihnen vielleicht an Anpassungsvermögen mangelt oder ob sie die Situation auf irgendeine Weise verschärfen. In diesem Kapitel finden Sie Hinweise, wie Sie sich selbst und Ihre Reaktionen in der Partnerschaft besser verstehen können. Hier einige Beispiele.

Pam hat gerade einen weiteren Beziehungsratgeber gelesen. Sie hat über die Männer nachgedacht, mit denen sie bisher zusammen war und die übergriffig waren, ihr derzeitiger Partner eingeschlossen. Sie fragt sich, ob sie sich zu gewalttätigen Männern hingezogen fühlt. Ihre Schlussfolgerung nach der Lektüre des Selbsthilfebuches ist, dass sie gewaltbelastete Beziehungen aufgrund der Misshandlungen in ihrer Kindheit offenbar als normal empfindet. Sie beschließt, sich auf den Selbstheilungsprozess zu konzentrieren, um ihre traumatischen Erfahrungen aufzuarbeiten und zu überwinden.

Viele Selbsthilfebücher werden in erster Linie für Frauen geschrieben, die Lösungen für ihre Unzufriedenheit, Beziehungsprobleme oder spezifische Themen wie Wut oder Intimität suchen. Häufig vertreten diese Bücher die Position, dass die Frauen für ihre Schwierigkeiten selbst verantwortlich sind. Manche deuten sogar die Möglichkeit an, dass die Frauen sich zu Gewalttätern hingezogen fühlen oder Gewaltverhalten als »normal« empfinden. Die Autoren gehen davon aus, dass sich die Beziehung automatisch verbessert und die Probleme gelöst sind, sobald frau »ihre Mängel behebt«.

Aus den Empfehlungen der Selbsthilfebücher schließt Pam, dass sie sich offenbar zu gewalttätigen Männern hingezogen fühlt. Allerdings lässt diese Schlussfolgerung die Taktiken in der Phase der verstärkten Zuwendung außer Acht. Anfangs verhielt sich ihr Partner vermutlich respektvoll, rücksichtsvoll und liebevoll, und genau deshalb ließ sich Pam auf die Beziehung ein. Sie sah nur seine positiven Eigenschaften. Diese positiven Eigenschaften waren anziehend, nicht aber seine späteren Übergriffe.

Hinzu kommt: Wenn Partnergewalt für Pam völlig normal wäre, würde sie wahrscheinlich gar nicht erst versuchen, etwas in ihrer Beziehung zu ändern. Doch in Wirklichkeit weiß sie sehr wohl, welche Eigenschaften sie sich von einem Partner wünscht und dass sie sie verdient, und sie ist in ihrem tiefsten Innern keineswegs überzeugt, dass Gewalttätigkeit normal ist. Ein weiteres

Problem ist, dass Pam vielleicht weniger auf ihre derzeitige Sicherheit achtet, wenn sie ihr Augenmerk zu sehr auf die Vergangenheit richtet. Damit ermöglicht sie ihrem Partner, Kapital aus der Theorie zu schlagen, nicht sein Kontrollbedürfnis, sondern ihre »gestörte« Kindheit sei für die Schwierigkeiten in ihrer Beziehung verantwortlich.

Als ich begann, mich mit dem sexuellen Missbrauch in meiner Vergangenheit auseinanderzusetzen, wurden die Übergriffe meines Mannes schlimmer. Es war, als hätte ich damit die Büchse der Pandora geöffnet. Er fing an, sämtliche Probleme in unserer Ehe auf meine gestörte Kindheit zurückzuführen. Ich stand im Fokus, ich war schuld. Damit sicherte er sich die Kontrolle in der Beziehung und verunsicherte mich. Sobald die Scheidung rechtskräftig ist, hoffe ich, dass ich den sexuellen Missbrauch, dem ich in meiner Kindheit ausgesetzt war, aufarbeiten und hinter mir lassen kann.

Carla

Der Fokus in diesem Buch liegt nicht auf Ihren Kindheitserfahrungen, sondern auf Ihrer aktuellen gewaltbelasteten Situation. Damit wollen wir die Gewalt, die Sie vielleicht in Ihrer Kindheit erlebt haben, weder kleinreden noch als irrelevant abstempeln, doch wir halten es für hilfreicher, sich in erster Linie auf das Hier und Jetzt zu konzentrieren. Es kann negative Konsequenzen haben, Ihrer Kindheit zu großes Gewicht beizumessen, wenn Ihr Partner gewalttätig ist. Er könnte die schmerzhaften Erinnerungen, die Sie ihm enthüllen, gegen Sie verwenden. Sich anhören zu müssen, dass Sie es verdient haben, wie Sie von Ihrer Mutter behandelt wurden oder den gleichen Misshandlungen ausgesetzt zu sein wie bei Ihrem Vater, kann verheerende Auswirkungen haben. Letztlich ändert es nichts an der Realität Ihrer jetzigen

Gewaltbeziehung, ob Sie als Kind misshandelt oder missbraucht wurden oder nicht. Aber Ihre Vergangenheit sollte Ihrem Partner auf keinen Fall als Entschuldigung für seine gegenwärtigen Übergriffe dienen können. Der Fokus sollte auf ihm und seiner Verantwortung für sein Verhalten liegen. Es kann gefährlich sein, wenn er die Verantwortung auf Sie abwälzt.

Nancy ist schon seit Jahren mit ihrem übergriffigen Partner zusammen. Unlängst vertraute sie einer Freundin an, dass sie in ihrer Beziehung todunglücklich ist, weil ihr Mann nie auf ihre Bedürfnisse eingeht. Ihre Freundin meinte, Nancy sei unrealistisch: Statt ihn so zu akzeptieren, wie er ist, halte sie an ihren Wunschvorstellungen von einem perfekten Partner fest. Deshalb sei sie nie zufrieden. Nancy beschließt, sich mit Kritik an ihrem Mann künftig zurückzuhalten. Auch ihrer Mutter erzählt sie, dass sie beabsichtigt, ihrem Partner mit mehr Toleranz zu begegnen. Ihre Mutter stimmt der Entscheidung begeistert zu und erklärt, er würde schließlich alles für seine Familie tun und brauche ihre uneingeschränkte Unterstützung.

Nancys Freundin übersieht den Kontext, in dem Nancy lebt: den Kontext der Gewalt. Wenn wir die Auswirkungen betrachten, die Nancys Beziehung auf sie hat – die fehlende Freiheit, sich selbst und ihre Bedürfnisse zum Ausdruck zu bringen, ohne kritisiert oder verspottet zu werden – dann ist verständlich, warum sie sich auf das Verhalten ihres Mannes konzentriert. Die Freundin hält Nancys Verhalten für den Kern des Problems, doch wir betrachten die Situation aus einem anderen Blickwinkel.

Nancy ist keineswegs unrealistisch, sondern hat klare und vernünftige Erwartungen an ihren Mann – er soll sie mit Respekt behandeln und seinen Teil zu einer harmonischen Beziehung beitragen. Es leuchtet ein, dass sie ihre Aufmerksamkeit auf den

Veränderungsprozess richtet, den sie sich von ihm erhofft, weil sein derzeitiges Verhalten unannehmbar ist.

Doch Nancys Partner hält an seiner Meinung fest, dass er »nicht die Beherrschung verlieren« würde, wenn sie sich endlich mit der Situation zufriedengäbe. Nach dem Gespräch mit der Freundin beschließt sie, weniger Kritik zu üben, in der Hoffnung, dass er seine Übergriffe einstellt und weitere Wutausbrüche vermieden werden. Damit übernimmt sie die Verantwortung für sein Verhalten.

Dass Nancys Mutter ihren Entschluss gutheißt, ihren Partner so zu akzeptieren, wie er ist, entspricht den gesellschaftlichen Vorstellungen bezüglich der Rolle der Frau in einer Beziehung. Von Frauen wird erwartet, dass sie das Ego ihres Partners hegen und pflegen und ihn uneingeschränkt unterstützen. Das heißt auch, dass Frauen für die Aufmerksamkeit des Mannes, wie begrenzt sie auch sein mag, und die finanzielle Unterstützung, die er ihr als Versorger bietet, dankbar sein sollen. Wenn sich Frauen »beklagen«, sind sie unweiblich, selbstsüchtig, zu anspruchsvoll und schwer zufriedenzustellen. Man unterstellt, dass die Männer nur deshalb übergriffig werden, weil die Partnerin schwierig ist oder unzumutbare Forderungen stellt. Damit vermittelt man Frauen das Gefühl, für die Gewaltsituation verantwortlich zu sein.

Familienangehörige und Freunde geben den Frauen oft die Schuld an der Gewaltspirale. Damit untermauern sie die soziale Norm, dass sich Frauen anpassen und Kompromisse machen müssen, wenn die Beziehung funktionieren soll. Eine Fehlauffassung, die davon ausgeht, dass Frauen in der Lage sind, Veränderungen bei einem Mann zu bewirken, dessen primäres Interesse darin besteht, die Kontrolle in der Beziehung zu haben. Nichts, was eine Frau unternimmt, wird einen dauerhaften Wandel herbeiführen, solange ihr Partner nicht bereit ist, sein Macht- und Kontrollbedürfnis aufzugeben.

Sandra hat das Gefühl, dass sie in ihrer Beziehung nicht genug Wertschätzung erfährt. Sie findet, dass ihr Partner sie oft respektlos behandelt. Schließlich überredet sie ihn, sie zu einer Paartherapie zu begleiten. Der Therapeut konzentriert sich auf Sandras Verhalten und erklärt, es läge an ihr, an ihrer Unfähigkeit, Grenzen zu setzen. Sie solle ihrem Partner klipp und klar sagen, was sie in der Beziehung stört. Sie müsse lernen, sich zu behaupten und Nein zu den kritischen Bemerkungen und unbegründeten Forderungen ihres Partners zu sagen. Der Therapeut sieht die Ursache des Problems in Sandras mangelndem Selbstwertgefühl. Sandra und ihr Partner verlassen die Praxis und kehren zwei Wochen später zurück. Sandra beschreibt während dieser Sitzung eine Situation, in der sie sich durchzusetzen versuchte. Ihr Partner habe daraufhin zwei Tage lang kein Wort mit ihr gesprochen. Der Therapeut folgert daraus, dass Sandra ihre Bedürfnisse möglicherweise zu aggressiv geäußert habe. Außerdem sei jede Veränderung schwierig; ihr Partner habe völlig normal auf den Wandel in den eingespielten Kommunikationsmustern reagiert.

Viele Beobachtungen, die wir in Nancys Situation gemacht haben, treffen auch in Sandras Fall zu. Das gilt vor allem für den Rat, dass Sandra klare Grenzen setzen sollte. Wir finden, dass sie sehr umsichtig gehandelt hat, sich nicht daran zu halten, weil sie weiß, dass ein Nein oder der Versuch, sich gegenüber einem kontrollsüchtigen Partner zu behaupten, Gefahren birgt. Bei einem respektvollen Partner können Frauen davon ausgehen, dass sie ohne negative Konsequenzen Grenzen setzen können (obwohl in solchen Beziehungen seltener das Bedürfnis besteht). Doch wenn der Partner seine Dominanz um jeden Preis erhalten will, empfindet er ein Nein als Bedrohung seiner Vormachtstellung. Wahrscheinlich wird er die Grenze überschreiten, um die Kontrolle zurückzugewinnen.

Sandra hätte ihren Therapeuten dafür gebraucht, ihr zu versichern, dass es ein Risiko ist, Grenzen zu setzen, und dass es nicht um Abgrenzung geht. Sie hatte gut daran getan, sich selbst und ihre Bedürfnisse bedeckt zu halten. Sie hat jedes Recht auf Selbstäußerung, doch solange ihr Partner gewalttätig ist, kann es besser sein, ihr wahres Selbst und ihre Bedürfnisse zu kaschieren. Sie kennt die Folgen, wenn sie versucht, mit ihm zu diskutieren, sich zu behaupten oder Nein zu seinen Aktivitäten und Forderungen zu sagen. Vielleicht hat sie sich von ihrem Partner nie physisch bedroht gefühlt, doch die emotionalen Angriffe auf ihr Selbstbild haben dazu geführt, dass sie seine unberechenbaren Reaktionen fürchtet. Die mangelnde Sicherheit in Situationen, in denen sie es wagt, ihre Wünsche und Bedürfnisse anzumelden, zwingt sie zur Anwendung von Selbstschutzstrategien, zu Lippenbekenntnissen und bisweilen zu Handlungen, die im Widerspruch zu ihren Wertvorstellungen und Prinzipien stehen. Da ihr Partner beispielsweise darauf beharrt, seine Steuererklärung zu »frisieren«, sieht sie sich zu falschen Angaben in ihrer eigenen Steuererklärung gezwungen, was sie erbost und dazu führt, dass sie sich wie eine Betrügerin vorkommt. Einige würden Sandras Verhalten als »unsicher« oder »feige« bezeichnen, weil sie nicht mit Nachdruck für ihre Überzeugungen einsteht, wir jedoch wissen, dass sie im Kontext der Gewalt eine kluge Wahl getroffen hat. Ihre Gefügigkeit ist nicht die Ursache der Gewalterfahrung, sondern eine ihrer Auswirkungen.

Wenn man die Auswirkungen der Gewalt unberücksichtigt lässt, wird das Beziehungsproblem oft als Schwäche oder Defizit der Frau ausgelegt, wie Sie an den beiden Beispielen – Pams Gewalterfahrungen während der Kindheit und Nancys Kritik an ihrem Partner – sehen. Was Frauen wie Sandra bewusst oder unbewusst als Sicherheitsstrategie anwenden, beispielsweise der

Verzicht, dem Partner klare Grenzen zu setzen oder Nein zu sagen, wird hier fälschlicherweise als *ihr* Problem gedeutet.

Als Letztes möchten wir noch die Annahme infrage stellen, dass Sandras geringes Selbstwertgefühl die Ursache der Partnergewalt sei. Viele Frauen wurden von Experten und anderen Ratgebern überzeugt, dieser Mangel an Selbstwertgefühl sei die Wurzel des Problems, doch dabei verwechselt man Ursache und Wirkung: Das Selbstwertgefühl ist nicht zuletzt eine Folge der Art, wie eine Frau von ihrem Partner behandelt wird. Den Betroffenen wird empfohlen, »an ihrem Selbstwertgefühl zu arbeiten«, dann würde sich auch die Beziehung verbessern. Doch bei einem gewalttätigen Partner ist das nicht der Fall. In einer solchen Beziehung ein positives Selbstbild zu bewahren, ist schwer. Es ist nicht in seinem Interesse, dass die Partnerin ein gutes, stabiles Selbstwertgefühl entwickelt.

Sie fragen sich vielleicht: »Hatte ich vor oder am Anfang der Beziehung ein besseres Selbstbild?« Wenn Sie diese Frage mit Ja beantworten, erkennen Sie hoffentlich, dass die Übergriffe Ihres Partners Ihr Selbstwertgefühl beeinträchtigt haben. Lautet die Antwort Nein, könnte es daran liegen, dass Sie die Beziehung schon mit einem angeschlagenen Ego begonnen haben. Es ist nicht ungewöhnlich, dass es Frauen nach einer schlechten Kindheit oder Beziehung an Selbstachtung mangelt. Ein liebevoller und respektvoller Partner trägt dazu bei, dass wir das Beste in uns selbst sehen; er schützt uns und nimmt uns so an, wie wir sind, unsere Schwächen eingeschlossen. Ein gewalttätiger Partner hingegen benutzt die Schwachstellen gegen uns und gibt uns das Gefühl, dass wir die Misshandlung verdienen. Doch unsere Schwachstellen sind weder ein Grund noch eine Erklärung für sein Verhalten.

Wir glauben nicht, dass Frauen, die Gewalt erfahren, unter

»mangelnder Selbstachtung« leiden. Sie haben vielleicht das Gefühl, dass ihr Selbstwertgefühl zu wünschen übrig lässt, doch das liegt daran, dass ihr Partner es nachhaltig untergräbt, und ist nicht auf Schwachstellen oder Probleme ihrerseits zurückzuführen.

Kann man mein Verhalten auch aus einem anderen Blickwinkel betrachten?

Wir möchten Ihnen eine weitere Übung empfehlen, die dazu beiträgt, Klarheit über Ihre Motive und Verhaltensweisen zu gewinnen, indem Sie diese in einen neuen Bezugsrahmen stellen. Diese Umdeutung, *Reframing* genannt, bewirkt, dass Sie das Geschehen in einem anderen Zusammenhang sehen. Wenn man Ihnen beispielsweise eingeredet hat, Sie besäßen »nicht genug Durchsetzungsvermögen«, trägt die Umdeutung zu einem anderen Verständnis bei, nämlich: »In meiner Beziehung muss ich vorsichtig sein.«

Diese Reframing-Übung hilft Ihnen zu erkennen, dass manche Ihrer Verhaltensweisen dem Selbstschutz dienen. Deshalb bezeichnen wir sie als Sicherheitsstrategien. Vielleicht wird Ihnen dabei auch bewusst, dass sie viel Charakterstärke erfordern und nicht etwa auf eine Unzulänglichkeit oder ein Problem Ihrerseits hindeuten. Und schließlich kann Ihr Verhalten teilweise auch ein Resultat der Beziehungsgewalt sein.

In der folgenden Tabelle finden Sie in der ersten senkrechten Spalte die negativen Bilder oder Selbsteinschätzungen, die Frauen bisweilen von sich haben oder von anderen eingeredet bekommen. In der zweiten Spalte befinden sich alternative Erklärungen für Ihre Gefühle und Verhaltensweisen. Am Ende des

Diagramms können Sie weitere Motive und Verhaltensweisen in den leeren Kästchen einfügen. Diese Beschreibungen unterstellen, dass Sie für die Gewalt in Ihrer Beziehung verantwortlich sind. Durch eine Umdeutung können Sie Ihre Motive genauer erfassen und sich bewusst machen, dass das Problem nicht in Ihrem Verhalten begründet ist, wie Ihr Partner Ihnen weismachen möchte. Und Sie werden erkennen, dass Sie sich in einer Gewaltsituation umsichtig verhalten haben.

Refraiming

Negative Zuschreibung	Sicherheitsstrategie	Stärke	Auswirkung
»Du bist eine Unruhestifterin.«	Ich muss mich gegen die Anschuldigungen meines Partners verteidigen.	Ich habe meine eigenen Ansichten und Meinungen.	Man vermittelt mir das Gefühl, für die Probleme verantwortlich zu sein.
»Du kannst nicht mit Konflikten umgehen.«	Ich muss auf meine emotionale und physische Sicherheit bedacht sein.	Ich bin imstande, in einer Beziehung zu verhandeln und Kompromisse zu schließen.	Meine Gewalterfahrungen haben die Angst vor Konflikten geschürt.
»Du bist zu abhängig von deinem Partner.«	Ich weiß, dass meine Eigenständigkeit das Kontrollbedürfnis meines Partners bedroht.	Mir liegt etwas an meinem Partner und an meiner Beziehung.	Mein Partner hat mir die Abhängigkeit aufgezwungen (sozial, finanziell usw.).
»Du erwartest zu wenig von ihm.«	Ich weiß, dass es riskant ist, meine Erwartungen zum Ausdruck zu bringen.	Ich bin tolerant.	Mein Partner entspricht nicht meinen Erwartungen, deshalb muss ich sie herunterschrauben.

6. Bin ich für die Gewalt in der Beziehung verantwortlich?

»Du schaffst es nicht, dich durchzusetzen.«	Ich weiß, dass es riskant ist, meine Bedürfnisse oder Ansichten zu äußern.	Ich respektiere den Standpunkt anderer.	Aufgrund meiner Gewalterfahrungen ist Vorsicht angeraten.
»Du nörgelst.«	Ich muss ihn an bestimmte Aufgaben erinnern, sonst macht er mich für seine Vergesslichkeit verantwortlich.	Ich bitte meinen Partner, die Verantwortung für seinen Teil der Beziehung zu übernehmen.	Ich muss mich dauernd wiederholen, um überhaupt Gehör zu finden.
»Du gehst zu liebevoll und nachsichtig mit ihm um.«	Ich muss Nachsicht üben, sonst wird er wütend und rastet aus.	Ich bin ein fürsorglicher, mitfühlender Mensch.	Die Zuwendungsphase sorgt dafür, dass ich die Beziehung fortsetze.
»Du widmest den Gefühlen deines Partners zu viel Aufmerksamkeit.«	Ich konzentriere mich auf die jeweilige Stimmung meines Partners, um Gewaltausbrüche vorauszuahnen.	Mein Partner liegt mir am Herzen.	Ich schaffe es nicht, meine persönlichen Bedürfnisse an erste Stelle zu setzen.

Wir hoffen, dass Sie mit dieser Umdeutungsübung auf Ihre Stärken aufmerksam geworden sind und sie anerkennen, auch wenn andere sie als Fehler oder Schwächen sehen. Oft begreifen nicht einmal Menschen, die Ihnen nahestehen, dass es im Kontext der Gewalt unerlässlich sein kann, sich auf Ihre Überlebensstrategien und Ihre Intuition zu verlassen, um Ihre Kinder und sich selbst zu schützen.

Das folgende Beispiel veranschaulicht einmal mehr, dass manche Lösungsansätze Gefahren bergen. Die betroffene Frau erhielt den Vorschlag von ihrem Therapeuten (der wusste, dass sie mit einem gewalttätigen Partner zusammenlebte). Er sagte: »Wenn Ihr Partner in Wut gerät, müssen Sie sich der Herausforderung stellen und ihm die Stirn bieten. Lassen Sie sich nicht von ihm unterkriegen!«

Der Therapeut geht von folgenden Annahmen aus:

- Die Frau ist für das Problem verantwortlich.
- Sie schafft es nicht, sich durchzusetzen.
- Sie lässt sich herumkommandieren.
- Wenn ihr Partner wütend wird, gibt sie klein bei. Er hat erkannt, dass er mit diesem Verhalten durchkommt. Es ist ihre Aufgabe, ihm beizubringen, dass es so nicht läuft.
- Sie lässt sich von ihrem Partner übervorteilen und kontrollieren. Wenn sie sich zu behaupten lernt, wird er sie mehr respektieren (und das heißt, er wird nicht mehr wütend werden).

Vielleicht hat man Ihnen schon so oft unterstellt, die Verantwortung läge allein bei Ihnen, dass Sie allmählich selbst daran glauben. Die Frau aus unserem Beispiel fühlte sich gezwungen, folgende Lösungsmöglichkeiten in Betracht zu ziehen, obwohl sie wusste, dass sie ein Sicherheitsrisiko darstellten:

- Ich muss mir noch mehr Mühe geben.
- Ich sollte mehr Verständnis für die Belastungen aufbringen, denen er ausgesetzt ist.
- Er leidet auch unter der Situation – ich muss geduldiger sein.
- Ich muss dafür sorgen, dass die Beziehung funktioniert.

- Ich muss Stärke zeigen.
- Ich muss mehr Selbstbewusstsein entwickeln.
- Ich muss lernen, mich durchzusetzen.
- Ich muss mich auf die Zukunft konzentrieren, statt mich an die Vergangenheit zu klammern.

Wir deuten die Motive und Verhaltensweisen der Frau anders als der Therapeut; wir gehen davon aus, dass sie umsichtig und im Interesse ihrer eigenen Sicherheit gehandelt hat:

- Sie hat bereits Hunderte von Malen versucht, seine Wutausbrüche zu verhindern oder zu entschärfen, und die Reaktion ist jedes Mal hochexplosiv.
- Es war klug, sich in einer Konfrontation aus der »Schusslinie« zu nehmen, weil sie bei früheren Selbstverteidigungsversuchen immer wieder physisch oder emotional verletzt wurde.
- Sie weiß, dass sie das Recht hat, sich zu behaupten, hat aber zu ihrer eigenen Sicherheit entschieden, den Forderungen ihres Partners zu entsprechen.

Der Therapeut hat in diesem Fall unverantwortlich gehandelt. Ihm scheint entgangen zu sein, dass sich die Frau in akute Gefahr begab, und da sie bereit war, seine Lösungsvorschläge umzusetzen, um den Gewaltausbrüchen ein Ende zu bereiten, war die Zusammenarbeit mit ihr einfach für ihn. Wir hoffen, dass die Geschichte Sie ermutigt, Ratschläge zu ignorieren, die Ihre persönliche Situation und Ihre Erfahrungen außer Acht lassen.

Es ist ratsam, immer wieder einmal auf die Reframing-Übung zurückzugreifen, um Ihre Erfahrungen besser zu verstehen. Legen Sie einen mentalen »Flipchart« an, den Sie sich immer dann vorstellen, wenn jemand suggeriert, dass Sie das Problem sind.

Überlegen Sie: »Kann man meine Motive und Verhaltensweisen auf eine Weise beschreiben, die die Auswirkungen der Gewalt berücksichtigt und die daher genauer ist?«

Wer ist in Wirklichkeit für die Situation verantwortlich?

Möglicherweise ist es Ihnen schwergefallen, dieses Kapitel durchzuarbeiten. Falls Sie fest davon überzeugt waren, dass Sie für die Beziehungsprobleme verantwortlich sind, kann es eine echte Herausforderung sein, umzudenken. Frauen wurden und werden dazu erzogen, auf andere Rücksicht zu nehmen und der Beziehung einen hohen Stellenwert einzuräumen. Sie wissen, wie man sich um andere kümmert. Deshalb waren Sie immer bereit, an Ihrer Beziehung zu arbeiten und die Verantwortung für Ihr eigenes Verhalten zu übernehmen. Das Ergebnis ist, dass Sie möglicherweise mehr als Ihren Anteil an Schuld übernommen haben.

Bisher waren Sie vielleicht der Meinung, dass es in Ihrer Hand liegt, die Situation zu ändern, weil Sie sich dafür verantwortlich fühlen. Doch Ihr Partner hat jeden Versuch sabotiert, das Problem zu lösen, hat Ihre Bemühungen untergraben, die Realität verzerrt dargestellt oder Ihnen den Schwarzen Peter zugeschoben. Die Erkenntnis, dass Sie keine Chance haben, seine Gewaltausbrüche zu verhindern, kann schmerzlich sein. Doch nur er ist in der Lage, sein Verhalten und damit die Situation zu ändern.

Niemand ist perfekt, wie wir alle wissen. Vielleicht haben Sie in Ihrer Beziehung Dinge getan, auf die Sie nicht gerade stolz sind. Doch wenn Ihr Partner gewalttätig ist, sollten Sie und andere sich ausschließlich auf dieses Problem konzentrieren.

In den ersten sechs Kapiteln standen das Verhalten Ihres Partners und Ihre Gewalterfahrungen im Mittelpunkt. Möglicherweise haben Sie ein klareres Bild von den jeweiligen Formen der Gewalt, die er gegen Sie anwendet, und deren Folgen gewonnen; vermutlich haben Sie aber auch noch tiefer gehende Fragen. Zum Beispiel, warum sich Ihr Partner so und nicht anderes verhält oder wie sich die häusliche Gewalt auf Ihre Kinder auswirkt. Diesen Fragen werden wir in den nächsten beiden Kapiteln auf den Grund gehen.

7. Warum ist mein Partner gewalttätig?

Mein Mann behauptete steif und fest, er hätte den Haushalt besser im Griff hat als ich. Wenn er sich einmal dazu bequemte, die Hausarbeit zu übernehmen, brauchte er den ganzen Tag und hatte für nichts und niemanden mehr Zeit. Die Kinder waren Luft für ihn, und er erwartete, dass keiner von uns ihn störte. Im Anschluss bestand er darauf, dass wir das Haus auch weiterhin blitzsauber hielten und alles an seinem Platz blieb. Bei zwei kleinen Kindern war das völlig unrealistisch. Das penibel aufgeräumte Haus war für ihn nur eine weitere Möglichkeit, mir seine Überlegenheit zu demonstrieren, und ein willkommener Vorwand für seine Verbalattacken, wenn Unordnung herrschte.

Patricia

Warum ist mein Partner übergriffig?

Mit Sicherheit haben Sie viel Zeit und Energie darauf verwendet, herauszufinden, was Ihren Partner zu seinem Gewaltverhalten veranlasst. Nachfolgend finden Sie eine Liste der häufigsten Erklärungen, mit denen betroffene Frauen versuchen, dem Verhalten ihres Partners einen Sinn zu geben. Vielleicht kommt Ihnen die eine oder andere bekannt vor.

1. Mein Partner hat ein Aggressionsproblem (oder ist leicht reizbar), und manchmal verliert er einfach die Kontrolle.
2. Mein Partner hat beruflich (oder wegen seiner Arbeitslosigkeit) viel Stress; das führt zu seinen Wutausbrüchen.
3. Mein Partner leidet unter einer mentalen Störung (Depression, bipolare Störung, Borderline-Persönlichkeitsstörung oder Ähnliches).
4. Mein Partner hat als Kind miterlebt, wie sein Vater seine Mutter misshandelt hat, und nun wiederholt sich das Muster.
5. Mein Partner wurde als Kind misshandelt.
6. Mein Partner ist drogen- oder alkoholabhängig; er wäre nicht mehr gewalttätig, wenn es ihm gelänge, seine Sucht zu überwinden.
7. Mein Partner und ich gehen unterschiedlich mit Konflikten um.

Obwohl diese Erklärungen in unserer Kultur sehr geläufig sind, sind sie keine Entschuldigung für das Verhalten Ihres Partners. Auch wenn er gestresst oder depressiv ist oder aus einem zerrütteten Elternhaus stammt, in dem Gewalt an der Tagesordnung war, können diese Erklärungsansätze das übergriffige Verhalten nicht vollumfänglich beschreiben und vor allem rechtfertigen. Schauen wir uns jeden einzelnen genauer an.

1. Mein Partner hat ein Aggressionsproblem.

Die Vorstellung, dass gewalttätige Männer ein Aggressionsproblem haben und deshalb gelegentlich die Kontrolle über sich verlieren und übergriffig werden, ist weit verbreitet. Diese Erklärung weist zwei Fehleinschätzungen auf. Erstens ist Aggression nur eine von vielen Taktiken des Gewaltverhaltens. Zweitens verliert der Partner keineswegs die Kontrolle, ganz im Gegenteil: Er ist derjenige, der die Kontrolle hat. Sie können diese Behauptung nachprüfen, indem Sie an eine Situation zurückdenken, in der Ihr Partner auf jemand anderen wütend war, ohne gewalttätig zu reagieren. War er schon einmal so erbost über seinen Chef, dass er in dessen Beisein explodiert ist? Würde er seinen Vorgesetzten genauso aggressiv behandeln wie Sie?

Die meisten Frauen wissen, dass ihr Partner weder Vorgesetzte noch Kollegen auf das Übelste beschimpfen, anschreien oder schlagen würde. Wenn er sich am Arbeitsplatz »im Griff« hat, sollte er auch im häuslichen Umfeld dazu in der Lage sein. Es mag den Anschein haben, dass es ihm an Impulskontrolle mangelt, aber in Wirklichkeit setzt er seine Wut gezielt ein, um Sie einzuschüchtern und die Kontrolle über Sie zu sichern oder zurückzugewinnen.

2. Mein Partner hat beruflich viel Stress.

Mag sein, dass Ihr Partner Stress hat, genau wie viele andere Menschen in unserer heutigen Zeit. Halten Sie einen Moment inne und lassen Sie die Stressfaktoren in Ihrem eigenen Leben Revue passieren (zum Beispiel Beruf, Kinder, Haushalt, der weitere Familienkreis und nicht zuletzt der Umgang mit einem gewalttätigen Mann). Obwohl auch Sie zahlreiche Belastungen bewältigen müssen, werden Sie nicht gewalttätig. Ein stressreiches Leben ist keine Entschuldigung für Aggressivität.

3. Mein Partner leidet unter einer mentalen Störung.

Manche Frauen glauben, dass ihr Partner an einer psychischen Krankheit leiden muss; anders können sie sich sein bizarres oder völlig unberechenbares Verhalten nicht erklären. Bei einigen gewalttätigen Männern wurde tatsächlich eine mentale Störung diagnostiziert. Stellen Sie sich ungeachtet dessen zwei Fragen:

Erstens: Lässt Ihr Partner dieses »abnorme« Verhalten nur im Umgang mit Ihnen oder auch gegenüber anderen Personen erkennen? Wirkt er auch im Beisein anderer depressiv oder paranoid? Wenn dieses Verhalten nicht durchgängig auftritt, ist eine psychische Erkrankung eher unwahrscheinlich.

Zweitens: Gibt eine psychische Erkrankung jemandem das Recht, gewalttätig zu sein? Bei unserer Arbeit mit betroffenen Frauen haben wir festgestellt, dass viele von ihnen unter Depressionen leiden, aber dennoch nicht übergriffig sind. Psychische Erkrankung und Gewalttätigkeit sind zwei Paar Schuhe.

4. Mein Partner hat als Kind miterlebt, wie sein Vater seine Mutter misshandelt hat.

Einige Leute scheinen zu glauben, dass wir dazu verdammt sind, die Fehler unserer Eltern zu wiederholen. Das ist ein Irrtum. Ihr Partner entschuldigt seinen Gewaltausbruch vielleicht damit, dass er miterleben musste, wie sein Vater seine Mutter misshandelt hat. Das ist eine wichtige Information, aber keine Rechtfertigung für Gewalt gleich welcher Art. Ihr Partner ist ein erwachsener Mensch und als solcher für sein eigenes Verhalten verantwortlich. Er muss erkennen, welche Auswirkungen seine Übergriffe auf Sie und Ihre Kinder haben und sich ändern, damit Sie sich bei ihm sicher und geborgen fühlen können.

5. Mein Partner wurde als Kind misshandelt.

Sie haben verständlicherweise großes Mitgefühl mit Ihrem Partner, wenn er als Kind Misshandlungen ausgesetzt war. Solche Erfahrungen sind tragisch, aber keine Entschuldigung für die Gewalt gegen Sie. Sein Verhalten beruht auf seiner eigenen Entscheidung. Er ist dafür verantwortlich. Kennen Sie andere Personen, die als Kind misshandelt wurden, aber als Erwachsene dazu neigen, Konflikte gewaltfrei zu lösen (zum Beispiel jemand aus Ihrem Freundeskreis oder Sie selbst)? In unserem unterstützenden Netzwerk gibt es viele Frauen, die als Kind Misshandlungen ertragen mussten und sich gerade deshalb geschworen haben, niemanden so zu verletzen, wie sie verletzt wurden.

Fragen Sie sich einmal, ob er sich Mühe gibt, die traumatische Kindheitserfahrung aufzuarbeiten oder ob er sie nur als Rechtfertigung für seine Gewaltausbrüche Ihnen gegenüber benutzt. Könnte es sein, dass er das Thema bei Ihnen nur zur Sprache bringt, um Mitleid zu heischen? Das hätte zur Folge, dass die Sorge um Ihre Sicherheit angesichts seiner schmerzlichen Vergangenheit in den Hintergrund rückt.

6. Mein Partner ist drogen- oder alkoholabhängig.

Wenn Ihr Partner drogen- oder alkoholabhängig ist, kann es sich um ein schwerwiegendes Problem handeln. Das Thema Gewalttätigkeit steht auf einem anderen Blatt. Sie können davon ausgehen, dass Ihr Partner übergriffig ist, wenn Sie Teile dieses Buches für Ihre persönliche Situation hilfreich fanden. Wenn beide Probleme zusammenkommen, kann die Situation für Sie noch brisanter werden. Laut Aussage betroffener Frauen ist die Phase des Gewaltausbruchs besonders gefährlich, wenn der Partner getrunken oder Drogen genommen hat; in den anderen Phasen des Gewaltkreislaufs übt er auf subtilere Weise Kontrolle aus. Viele Frauen stellten fest, dass er auch dann gewalttätig wird, wenn er wieder nüchtern ist; das zeigt, dass Sucht und Gewaltverhalten zwei verschiedene Probleme sind. Forschungsergebnisse belegen, dass gewalttätige Männer nach einem Alkohol- oder Drogenentzug oft noch aggressiver werden. Das könnte daran liegen, dass sie sich im Verlauf der Therapie gezwungen sehen, ihre Aufmerksamkeit auf das eigene Verhalten zu richten, statt die Schuld bei anderen zu suchen. Deshalb tun Sie gut daran, besonders achtsam zu sein, wenn Ihr Partner gewalttätig ist und sich auf einen Alkohol- oder Drogenentzug einlässt.

7. Mein Partner und ich gehen unterschiedlich mit Konflikten um.

Gewaltverhalten ist nie eine annehmbare Konfliktlösung. Konflikt bedeutet Kontroverse oder Meinungsverschiedenheit; beide Partner sollten die gleiche Chance haben, ihren Standpunkt zu vertreten, ohne Angst vor den Folgen. Wenn zwei Menschen versuchen, einen Konflikt auf faire Weise auszutragen, hat keiner am Ende der Diskussion das Gefühl, »unter der Gürtellinie« angegriffen, eingeschüchtert oder gedemütigt worden zu sein. Wenn Sie von Ihrem Partner verbal attackiert oder zum Schweigen gebracht wurden, handelt es sich nicht um eine Aussprache, sondern um einen Akt der Gewalt.

Welche Überzeugungen haben gewalttätige Männer verinnerlicht?

Eine Studie der University of British Columbia, an der gewalttätige Männer nach Beendigung einer Aggressionsbewältigungstherapie teilnahmen, bietet eine aufschlussreiche Erklärung für das Gewaltverhalten in einer Beziehung. Die Forscher stellten im Zuge der Befragungen fest, dass die Überzeugungen und Wertvorstellungen, die die Männer äußerten, erstaunliche Übereinstimmungen aufwiesen. Ihre Überzeugungen untermauerten die Neigung, gewalttätige Taktiken anzuwenden, um Macht und Kontrolle über ihre Partnerin zu sichern.*

Die Forschungsergebnisse deuten auf drei Schlüsselideen hin, die das Glaubenssystem gewalttätiger Männer ausmachen. Die Frauen in unseren Selbsthilfegruppen haben immer wieder bestätigt, dass diese Ideen die Überzeugungen und Verhaltensweisen ihrer Partner widerspiegeln. Ein gewalttätiger Mann ist der Ansicht, dass:

- er im *Mittelpunkt* der Beziehung steht.
- er der *Überlegene* in der Beziehung ist.
- er die eingeforderten *Privilegien* in der Beziehung *verdient*.

Im vierten Kapitel haben wir gezeigt, dass das Verhalten Ihres Partners den Zweck hat, seine Macht und Kontrolle über Sie zu sichern. Nun werfen wir einen Blick auf die Überzeugungen, die ihn glauben lassen, es sei sein »gutes Recht«, Macht und Kontrolle über Sie auszuüben, und es stünde ihm zu, dass seine Bedürfnisse erfüllt werden, auch auf Ihre Kosten. Schauen wir uns die einzel-

* Russell, M. N., und Frohberg, J., *Comparison of Confronting Abusive Beliefs and Anger Management Treatments for Assaultive Males,* University of British Columbia, Vancouver 1995.

nen Überzeugungen und einige spezifische Einstellungs- und Verhaltensmuster an, die sich darauf zurückführen lassen. Vielleicht spiegeln nicht alle genannten Beispiele Ihre persönlichen Erfahrungen wider, aber einige könnten Ihnen vertraut vorkommen.

Er steht im Mittelpunkt

- Seine Arbeit, seine Hobbys und seine Interessen sind wichtiger als Ihre.
- Seine Bedürfnisse haben Vorrang vor Ihren oder den Bedürfnissen Ihrer Kinder.
- Er verlangt nach Lust und Laune Ihre volle Aufmerksamkeit.
- Er beschäftigt sich mit den Kindern, aber nur dann, wenn er andere damit beeindrucken kann.
- Er beteiligt sich nur an Aktivitäten, die ihn interessieren (gesellschaftliche Veranstaltungen, Kinderbetreuung und so weiter).
- Er übernimmt einen Teil der Hausarbeit, erwartet dafür aber überschwängliches Lob.
- Der gesamte Haushaltsablauf richtet sich nach seinem Terminplan (zum Beispiel bestimmt er, wann das Essen auf dem Tisch stehen muss).
- Alles wird mit Rücksicht auf seine Bedürfnisse geplant.

Er ist der Überlegene

- Er ist in allem, was »zählt«, besser als Sie.
- Er kritisiert Sie ständig oder setzt Sie herab.
- Er hält sich für intelligenter als Sie.
- Seine Ansichten sind wertvoller als Ihre.
- Er fühlt sich auch anderen Menschen überlegen.

- Seine Arbeit ist wichtiger als Ihre.
- Er entwertet oder bagatellisiert Ihre Arbeit (zu Hause oder im Beruf).

Er verdient seine Privilegien

- Er glaubt, ein Recht auf Ruhe oder Entspannung zu haben.
- Er erwartet von Ihnen, dass Sie den Löwenanteil der Hausarbeit verrichten.
- Er erwartet ein Lob für jede Beteiligung an den häuslichen Pflichten.
- Er erwartet, dass Sie sich um die Erziehung der Kinder kümmern.
- Er erwartet Sex, wenn er Lust dazu hat.
- Er erwartet, dass Sie ihn hingebungsvoll pflegen, wenn er krank ist.
- Er erwartet, dass Sie ihn bekochen und rundum versorgen.

Gewalttätige Männer greifen zu Taktiken jeder Art, um ihre Bedürfnisse durchzusetzen, im Mittelpunkt des häuslichen Lebens zu stehen, sich in der Beziehung überlegen zu fühlen und Privilegien einzufordern, die sie ihrer Ansicht nach verdienen. Hier einige Beispiele, wie diese Sichtweise sein Verhalten bestimmt.

Im Mittelpunkt stehen

Darlene und ihre zweijährige Tochter Christie sind an einer Grippe erkrankt. Da Darlene Fieber hat und dringend ins Bett muss, bittet sie Tom, aufzubleiben, falls die Kleine etwas braucht. Tom hat am nächsten Morgen in aller Frühe eine geschäftliche Besprechung und keine Lust, sich die Nacht um die Ohren zu schlagen. Darlene versucht ihm zu erklären, dass sie in ihrem Zustand unfähig ist, Christie zu betreuen.

Tom wird wütend und wirft ihr vor, ihn nicht bei seiner Arbeit zu unterstützen. Offenbar habe sie keine Ahnung, wie anstrengend und stressreich seine Tätigkeit sei. Und dann solle er auch noch zu Hause einspringen? Es sei so typisch, immer dächte sie nur an sich selbst. Er deutet an, dass sie in Wirklichkeit gar nicht so krank ist, sondern nur ihre Ruhe haben will. Als sich Darlene verteidigt, rastet er aus und beschimpft sie als »egoistisches Miststück« und »schlechte Mutter«, die »nur zu faul« ist, nachts aufzustehen. Er stürmt wutentbrannt aus dem Haus. Nach seiner Rückkehr geht er unverzüglich zu Bett. Es bleibt Darlene überlassen, sich um ihre kranke Tochter zu kümmern.

Da Tom der Ansicht ist, seine Bedürfnisse seien am wichtigsten, haben sie Vorrang vor denen der Partnerin oder der Tochter. Tom greift zu Verbalattacken, bedrohlichem Verhalten und Beleidigungen, um sich seiner Verantwortung für Partnerin oder Tochter zu entziehen und seine Machtposition zu sichern.

Der Überlegene sein

Gail und Doug brauchen ein neues Auto. Gail hält jeden Tag im Internet nach einer »Familienkutsche« zu einem vernünftigen Preis Ausschau und weist ihn auf Modelle hin, die sie sich leisten können. Doug geht auf keinen ihrer Vorschläge ein. Eines Tages kommt er mit einem brandneuen Geländewagen nach Hause. Er kostet weit mehr als veranschlagt und ist überhaupt nicht das, worauf sie sich – wie Gail dachte – geeinigt hatten.

Als Gail sein eigenmächtiges Handeln hinterfragt, wird er aggressiv. Sie möchte wissen, warum er sie nicht mitgenommen hat, um sich gemeinsam ein paar Modelle anzuschauen. Er kontert, dass sie nichts von Autos verstehe und bei ihrer Internetsuche nur »Schrottkisten« im Blick gehabt habe. Als Gail entdeckt, dass sich die monatlichen Ratenzahlungen auf sechshundert Dollar belaufen, ist sie entrüstet. Sie weist ihn darauf hin, dass sie auch so schon genug Schulden haben. Er wirft ihr vor, wenn sie nicht so feige wäre, würde sie ihren Chef um eine Gehaltserhöhung bitten, dann hätten sich die Finanzprobleme von allein erledigt.

Gail erinnert Doug daran, dass der finanzielle Engpass aufgrund von Altlasten entstanden ist, die er mit in die Ehe gebracht hat. Er gerät in Rage, weil sie »auf der Vergangenheit herumreitet«, und versetzt ihr einen Schubs, sodass sie gegen die Wand prallt. Als sie ihn wegstößt, packt er sie an den Haaren und schlägt sie mit dem Kopf gegen die Wand. Verängstigt und verletzt beschließt Gail, den Mund zu halten, und verlässt den Raum.

Dougs Überzeugung, er habe mehr Ahnung von Autos als sie, führt dazu, dass er eine einseitige Entscheidung trifft und einen Geländewagen kauft, ohne sich vorher mit Gail abzusprechen. Auch verbal kehrt er den Überlegenen heraus, indem er Gails Bemühungen und ihr Wissen bagatellisiert. Hinzu kommt, dass er sie für die finanziellen Schwierigkeiten verantwortlich macht: Er schiebt das Problem auf ihre »Unfähigkeit«, sich an ihrem Arbeitsplatz zu behaupten und eine leistungsgerechte Bezahlung durchzusetzen. Durch den Vorwurf, die Vergangenheit wieder aufzuwärmen, und den tätlichen Angriff erstickt er Gails Protest im Keim. Er kann den Ausgang der Situation als »Sieg« verbuchen und somit seinen Status als der Überlegene in der Beziehung festigen. Doug setzt ökonomische, verbale und physische Gewalt ein, um seine Dominanz zu sichern.

Eingeforderte Privilegien verdienen

Tanya erkundigt sich bei Greg, ob er sich schon Gedanken über den bevorstehenden Urlaub gemacht hat. Sie würde gern mit der Familie auf einen Campingplatz fahren. Greg wirft ein, dass eine solche Urlaubsreise für ihn keine Entspannung wäre. Er würde es vorziehen, die zwei Wochen mit seinen Freunden angeln zu gehen. Tanya ist frustriert. Sie hatte gehofft, Zeit mit der ganzen Familie zu verbringen, statt mit den drei Kindern allein zu bleiben. Er hält ihr vor, dass er hart arbeiten muss und einen Urlaub braucht, in dem er sich erholen kann. Sie erklärt mit Nachdruck, dass Kinder und Haushalt genauso viel Arbeit machen. Er lacht und entgegnet, sie hätte keine Ahnung, was harte Arbeit bedeutet.

Tanya schlägt vor, dass er einen Teil des Urlaubs mit seinen Freunden beim Angeln und den Rest der Zeit mit der Familie auf dem Campingplatz verbringen könnte. Er entgegnet, das Hin und Her mache keinen Sinn; dann sei es besser, ganz auf den Urlaub zu verzichten. Greg versinkt in Selbstmitleid, ist während der ganzen folgenden Woche übellaunig und redet kaum ein Wort mit Tanya oder den Kindern. Als der Urlaub näher rückt, wird Tanya klar, dass er der Familie den Spaß am Camping mit Sicherheit verderben wird; deshalb resigniert sie und schlägt vor, dass er allein zum Angeln fährt. Er lässt sich bereitwillig darauf ein und seine Stimmung bessert sich schlagartig.

Greg ist der Meinung, dass er einen Urlaub von sämtlichen Verpflichtungen in seinem Leben verdient hat – ein Privileg, das Tanya verwehrt bleibt. Sie sieht sich gezwungen, ihre eigenen Bedürfnisse hintanzustellen, weil er sie für unwichtig hält. Tanya und die Kinder werden in Gregs Entscheidungen nicht berücksichtigt, weil er glaubt, nur er habe einen Urlaub verdient. Er entwertet Tanyas Arbeit und die Bedürfnisse der Familie, um seinen Anspruch zu rechtfertigen. Greg setzt emotionale Gewalt ein, um seinen Willen durchzusetzen.

Warum behandelt er mich nicht mit Respekt?

Diese Beispiele zeigen, dass die Gedanken eines gewalttätigen Mannes nicht um Respekt, sondern um Kontrolle kreisen. Seine Sicht – er steht im Mittelpunkt, er ist der Überlegene, er verdient die eingeforderten Privilegien – gibt ihm das »Recht«, die Partnerin zu kontrollieren, und rechtfertigt alle Taktiken, mit denen er seinen Machterhalt sichert. Ein übergriffiger Mann wendet jede Form von Gewalt an, die ihm nützlich erscheint, um seinen Willen durchzusetzen.

Dieses Glaubenssystem stützt sich auf Macht und Kontrolle und ermöglicht es Männern, im Mittelpunkt zu stehen und sich überlegen zu fühlen, überzeugt davon, die eingeforderten Privilegien zu verdienen. Im Gegensatz dazu stützt sich eine beziehungsorientierte Partnerschaft auf ganz andere Überzeugungen, nämlich:

- Verbundenheit in der Partnerschaft
- Gleichstellung in der Partnerschaft
- wechselseitiges Geben und Nehmen in der Partnerschaft

Die folgende Tabelle vergleicht diese beiden Sichtweisen.

Auf Macht und Kontrolle ausgerichtet	**Beziehungsorientiert**
Im Mittelpunkt stehen	Verbundenheit
Überlegenheit	Gleichstellung
Privilegien	Wechselseitiges Geben und Nehmen

Hier einige Überzeugungen und Verhaltensweisen, die eine beziehungsorientierte Sichtweise widerspiegeln:

Verbundenheit

- Entscheidungen werden gemeinsam getroffen.
- Ihr Partner und Sie genießen gemeinsame Aktivitäten.
- Die Bedürfnisse der Familie oder die Pflege der Beziehung ha-

ben Vorrang vor den Wünschen einzelner Familienmitglieder.
- Ihr Partner und Sie sind ein Team.

Gleichstellung

- Die Bedürfnisse beider Partner werden gleichermaßen in Betracht gezogen.
- Die Stärken beider Partner werden gewürdigt.
- Intelligenz und Kompetenz beider Partner werden anerkannt.
- Die Beiträge beider Partner werden wertgeschätzt.

Wechselseitiges Geben und Nehmen

- Die Partner teilen sich Kinderbetreuung und Hausarbeit.
- Sie gehen fürsorglich miteinander um.
- Sie unterstützen die Interessen des anderen.
- Sie begegnen einander mit Respekt.

Kommt Ihnen diese Beschreibung bekannt vor? Vermutlich sind Sie zu Beginn der Beziehung davon ausgegangen, dass Sie und Ihr Partner Verbundenheit, Gleichstellung und wechselseitiges Geben und Nehmen in der Partnerschaft anstreben. Die Erkenntnis, dass Sie und Ihr Partner völlig unterschiedliche Sichtweisen haben, kann ernüchternd sein. Sie arbeiten daran, eine respektvolle Beziehung auf Augenhöhe aufzubauen. Ihm geht es in erster Linie darum, seine Macht und Kontrolle, seine Überlegenheit und seine Privilegien zu sichern. Sie spielen das Spiel nach unterschiedlichen Spielregeln und haben es möglicherweise noch nicht bemerkt.

Wahrscheinlich sind Sie davon ausgegangen, dass Sie und Ihr Partner das Gleiche oder Ähnliches von Ihrer Beziehung wollen – dass Sie beide Wert auf Verbundenheit, Gleichstellung und wechselseitiges Geben und Nehmen legen. Das ist ein Irrtum. Ihr Partner seinerseits glaubt, dass Sie *seine* Überzeugungen teilen: dass auch Sie versuchen, sich in den Mittelpunkt zu stellen, Ihre Überlegenheit zu beweisen und Privilegien zu beanspruchen. Wenn Sie darauf bestehen, bei Entscheidungen ein Wörtchen mitzureden, denkt er, dass es Ihnen darum geht, die Führung in der Beziehung zu übernehmen. Wenn Sie die »Frau an seiner Seite« statt in seinem Schatten sind, unterstellt er Ihnen, dass Sie ihn übertrumpfen wollen. Und wenn Sie Ihre Wünsche und Bedürfnisse zum Ausdruck bringen, hält er Sie für selbstsüchtig. Gewalttätige Männer scheinen der Ansicht zu sein, dass Frauen darauf aus sind, ihnen »den Kampf anzusagen«, und verhalten sich bisweilen, als wären sie »der Feind«. Wenn Männer meinen, sie müssten Krieg führen, während Frauen versuchen, eine echte Beziehung aufzubauen, entstehen Konflikte, bei denen die Frauen unweigerlich Verletzungen davontragen.

Die Einstellung Ihres Partners zwingt Sie, sich zurückzunehmen und sich mit einer Nebenrolle zu begnügen. Wenn er darauf beharrt, im Mittelpunkt zu stehen, werden Sie an den Rand gedrängt. Wenn er sich für überlegen hält, lässt er Sie spüren, dass Sie ihm nicht das Wasser reichen können. Wenn er glaubt, die eingeforderten Privilegien zu verdienen, werden Sie irgendwann resignieren und seine Bedürfnisse erfüllen. Um sich vor weiteren Übergriffen zu schützen, sehen Sie sich gezwungen, diesen drei Grundüberzeugungen nachzugeben. Wir sind keineswegs der Meinung, dass Sie »nebensächlich«, »unterlegen« oder seine »Dienerin« sind, aber Sie haben keine andere Wahl. Seine Überzeugungen treiben Sie in diese Position.

Er	Sie
Im Mittelpunkt stehen	Verbundenheit
Überlegenheit	Gleichstellung
Privilegien	Wechselseitiges Geben & Nehmen

Manchmal versuchen Frauen, diese Erkenntnis mit ihrem Partner zu teilen, in der Hoffnung, dass er sein Verhalten ändert. Doch der Partner wird sich gegen diese Analyse wahrscheinlich zur Wehr setzen. Er wird mit Nachdruck behaupten, dass er keineswegs im Mittelpunkt stehen, seine Überlegenheit demonstrieren und Privilegien in Anspruch nehmen will, zum Teil deswegen, weil diese Überzeugungen gewalttätigen Männern oft gar nicht bewusst sind. Sie sind tief verwurzelt und ihr Partner registriert sie unter Umständen gar nicht. Es ist aber auch unwahrscheinlich, dass er eine so selbstsüchtige Einstellung offen eingestehen würde. Gewalttätige Männer erklären selten, dass sich im Haushalt »alles um sie dreht«, dass sie »alles besser können und besser sind als ihre Partnerin« oder dass sie »Privilegien verdienen«. Doch ihr Verhalten verrät ihre wahre Einstellung. Wenn Sie die Theorien in diesem Kapitel auf die Probe stellen wollen, sollten Sie nicht seine Worte, sondern seine Taten als Beweis betrachten.

Mein Partner hat immer so getan, als sei ihm die »Gleichstellung der Frau« wichtig und als sei er »überzeugt«, dass Männer ihren Anteil an der Hausarbeit übernehmen sollten. Doch sein Verhalten offenbarte eine andere Sichtweise. Seine ständige Kritik deutete darauf hin, dass er sich mir überlegen fühlte. Dass er meine Bedürfnisse missachtete, verriet sein Bestreben, stets im Mittelpunkt zu stehen und die Privilegien zu erhalten, die ihm seiner Meinung nach zustanden. Sein Verhalten verriet seine wahren Überzeugungen.

Gabrielle

Können sich gewalttätige Männer ändern?

Gewalttätige Männer sind durchaus in der Lage, sich zu ändern. Ein grundlegender Wandel ist gleichwohl ein sehr schwieriges Unterfangen, da sich die Übergriffigkeit Ihres Partners aus tief sitzenden Überzeugungen herleitet, wie Sie nun wissen. Wir sprechen hier nicht von relativ simplen Veränderungen, beispielsweise den besseren Umgang mit Wut oder die Entwicklung der Kommunikationsfähigkeiten. Wenn Ihr Partner ernsthaft bestrebt ist, das Verhältnis zu Ihnen und den Kindern zu verbessern, muss er an seinen tief verwurzelten Überzeugungen in Bezug auf Ihre Beziehung arbeiten.

Vielleicht möchten Sie Ihren Partner darauf ansprechen, gemeinsam eine Therapie zu machen, haben aber Angst vor seiner Reaktion. Wenn Sie davon ausgehen können, dass er explodiert, sobald die Rede auf das Thema kommt, sollten Sie auf Ihre innere Stimme hören und eventuell Abstand davon nehmen. Manche Frauen beschließen, dennoch einen Vorstoß zu wagen. Falls Sie mit dem Gedanken spielen, sollten Sie ein paar Dinge beachten. Erstens: Sie haben sich große Mühe gegeben, ihn zu einer Veränderung seines Verhaltens zu bewegen, aber Sie sind nicht dafür zuständig, eine geeignete Therapie oder anderweitige Hilfsangebote für ihn zu suchen. Sollten Sie so weit gehen, ihm diese Aufgabe abzunehmen, liegt es in seiner Verantwortung, die von Ihnen beschafften Kontaktinformationen zu nutzen, die Therapiesitzungen oder Kurse zu besuchen und ernsthaft an sich zu arbeiten. Es mag Ihnen schwerfallen, einen Schritt zurückzutreten und das Geschehen zu beobachten, aber das Verhalten Ihres Partners sagt viel über seine Veränderungsbereitschaft aus.

Fachliche Beratung und Therapieangebote für gewalttätige Männer

Überzeugungen zu verändern ist sehr schwierig. Das gilt besonders bei einem gewalttätigen Partner, denn für ihn hat sich seine Sichtweise bewährt – er setzt damit seinen Willen durch, steht im Mittelpunkt, demonstriert seine Überlegenheit und redet Ihnen ein, dass er die eingeforderten Privilegien verdient.

Veränderung ist nur dann möglich, wenn Ihr Partner fest entschlossen ist, sich zu ändern. Er muss erkennen, dass seine Gewalttätigkeit die Wurzel des Problems ist und er dafür die alleinige Verantwortung trägt. Er muss eine Therapie machen, die Männer in die Pflicht nimmt, ihre Übergriffigkeit als solche zu erkennen, und hart an sich zu arbeiten. Er muss sich auf einen Therapeuten einlassen, der seine grundlegenden Vorstellungen und Annahmen hinsichtlich der Beziehung herausfordert. Im Idealfall sollte er an einer Selbsthilfegruppe für gewalttätige Männer teilnehmen, in der man ihn für Ihre Sicherheit und die Sicherheit Ihrer Kinder verantwortlich macht. Er muss Ihnen seine Bereitschaft beweisen, die volle Verantwortung für sein Verhalten zu übernehmen und Rechenschaft abzulegen. Je ausgeprägter sein Verantwortungsbewusstsein, desto größer die Chance, Veränderungen einzuleiten und langfristig aufrechtzuerhalten. Es wird geraume Zeit dauern, bis ein so grundlegender Wandel vollzogen ist.

Gewalttätige Männer sperren sich oft gegen professionelle Beratung und Therapien. Sie lehnen es ab, Rede und Antwort zu stehen. Sie möchten nicht, dass ihr »schlechtes« Verhalten ans Licht kommt, und wollen, dass es ein Geheimnis bleibt, über das Sie beide Stillschweigen bewahren. Genau dieses Schweigen auf beiden Seiten sorgt dafür, dass die Übergriffe auch weiterhin stattfinden können. Wenn niemand erfährt, was Ihr Partner Ihnen hinter verschlossenen Türen antut, hat sein Handeln für ihn keine Konsequenzen. Vielleicht fällt es Ihnen und Ihrem Partner schwer, sich vorzustellen, dass er an einem Therapieprogramm teilnimmt, weil seine Gewalttätigkeit so lange geheim gehalten wurde. Aber wenn sich Ihr Partner ernsthaft um Änderung bemüht, muss er damit beginnen, sich offen zu seinem Verhalten zu bekennen.

Es ist außerdem wichtig, sich klarzumachen, dass gewalttätige Männer fachliche Beratung oder Therapieprogramme als Taktik benutzen können, um die Kontrolle in der Beziehung wiederzugewinnen. Denken Sie an die Phase der verstärkten Zuwendung im Kreislauf der Gewalt. Viele Frauen berichten, dass ihr Partner in dieser Zeit versprochen hat, eine Therapie zu machen. Einige halten ihr Versprechen. Zu seinem Wort zu stehen, statt ein Lippenbekenntnis abzulegen, kann für Ihren Partner der erste Schritt auf dem Weg aus der Gewalt sein. Aber die Therapie allein reicht nicht aus. Er muss sich innerlich verpflichtet fühlen, einen weitreichenden und dauerhaften Wandel herbeizuführen, damit Sie sich in der Beziehung sicher fühlen können. Ihr Sicherheitsempfinden ist der einzig verlässliche Indikator dafür, ob ein Veränderungsprozess tatsächlich begonnen hat.

Wenn sich Ihr Partner weigert, eine Therapie zu machen oder sich vollumfänglich darauf einzulassen, können Sie mit Recht davon ausgehen, dass er seine Übergriffe niemals einstellen wird. Selbst Männern, die motiviert sind, sich zu ändern und hart an sich arbeiten, fällt es oft schwer, solche grundlegenden Überzeugungsstrukturen aufzubrechen; es ist unwahrscheinlich, dass Ihrem Partner dieser Kraftakt in eigener Regie gelingt.

Wutmanagement-Trainingsprogramme

Einigen gewalttätigen Männern legt man die Teilnahme an einem Wutmanagement-Training nahe. Das Problem ist jedoch nicht allein die Wut Ihres Partners, sondern die Überzeugungen, auf denen sie basiert. Deshalb ist es unwahrscheinlich, dass solche Therapieprogramme den gewünschten Erfolg erzielen. Dies mag zunächst unverständlich sein. Die Wut Ihres Partners ist für Sie extrem bedrohlich, und Sie könnten daher den Eindruck haben, sie sei das Hauptproblem. Doch das ist nicht der Fall. Die grundlegende Ursache ist seine Überzeugung, dass er im Mittelpunkt der Beziehung stehen sollte, überlegen ist und die eingeforderten Privilegien verdient. Wenn er das Gefühl hat, dass diese Überzeugungen infrage gestellt werden, reagiert er mit einem Wutausbruch.

Hilfreich ist auch, sich immer wieder daran zu erinnern, dass Wut eine Taktik ist, die Ihr Partner einsetzt, um seine Macht und Kontrolle über Sie zu sichern. Seine Wut zielt darauf ab, Sie systematisch einzuschüchtern und mundtot zu machen. Viele Frauen haben berichtet, dass sie in der Tat einige Verhaltensänderungen feststellen, wenn ihr Partner an einem Wutmanagement-Training teilnimmt. Sie hören auf zu schlagen, zu brüllen oder mit Gegenständen um sich zu werfen. Doch sie greifen einfach zu anderen Taktiken, um ihre Macht und Kontrolle aufrechtzuerhalten, da ihre Überzeugungen unangefochten weiterbestehen. Beispielsweise kann dann die emotionale, sexualisierte oder ökonomische Gewalt eskalieren. Diese Gewaltdynamik kann für Frauen außerordentlich verwirrend sein. Auf den ersten Blick hat es den Anschein, als »bessere« sich der Partner, doch in Wirklichkeit hat er nur seine Taktik geändert. Er zielt nach wie vor darauf ab, die Kontrolle über Sie zu bewahren.

Paarberatung

Sie haben vielleicht überlegt, ob Sie gemeinsam mit Ihrem Partner eine Paarberatung aufsuchen sollten, oder haben sie bereits in Anspruch genommen. Ausgehend von unseren Erfahrungen raten wir Ihnen jedoch davon ab, und zwar aus drei Gründen. Erstens gehen Sie ein Risiko ein, wenn Sie dem Berater in Anwesenheit Ihres Partners reinen Wein über Ihre Beziehung einschenken. Vermutlich werden Sie nach dem Beratungsgespräch die negativen Konsequenzen Ihrer Offenheit zu spüren bekommen, denn er wird versuchen, es Ihnen heimzuzahlen, dass Sie ihn »angeschwärzt« haben.

Zweitens würden Sie im Gespräch mit dem Berater nur Teilaspekte Ihrer Beziehung schildern, wenn Sie aufgrund der begründeten Ängste das eine oder andere verschweigen. Das Verhalten Ihres Partners könnte dann weniger dramatisch erscheinen, als es in Wirklichkeit ist. Zur gleichen Zeit wird Ihr Partner nicht mit Schuldzuweisungen geizen und kein gutes Haar an Ihnen lassen. Infolgedessen kann sich der Berater kein klares Bild von den Vorgängen machen; seine Empfehlungen wären bestenfalls nutzlos und schlimmstenfalls hochriskant für Sie.

Drittens ist ausschließlich Ihr Partner für das Problem verantwortlich. Eine Paarberatung hat gute Erfolgschancen, wenn beide zu einer Beziehungskrise beigetragen haben und bereit sind, auf eine Lösung hinzuarbeiten. Doch die Gewalttätigkeit Ihres Partners liegt ausschließlich in seiner Verantwortung; er ist derjenige, der an einer Veränderung seines Verhaltens arbeiten muss. Wenn die Übergriffe in all ihren Formen der Vergangenheit angehören und Sie das Gefühl haben, Ihre Wünsche und Bedürfnisse von nun an ungestraft zum Ausdruck bringen zu können, kann die Paartherapie ein wichtiger Schritt bei der Entwicklung einer Beziehung sein, die auf Respekt und Vertrauen basiert. Das ist jedoch erst dann möglich, wenn Sie sich vollkommen sicher fühlen, sich Ihrem Partner so zu zeigen, wie Sie sind.

Während Ihr Partner eine Therapie macht, sollten Sie sich einer Selbsthilfegruppe für Frauen anschließen. Vielleicht finden Sie den Gedanken an einen Informations- und Erfahrungsaustausch mit anderen Gewaltbetroffenen ein wenig beklemmend. Oder Sie sind der Meinung, dass Sie nicht zu den »Opfern häuslicher Gewalt« gehören, weil Sie nicht den Stereotypen entsprechen, die in unserer Gesellschaft verbreitet sind. Die Gruppenarbeit mit zahlreichen Frauen hat jedoch gezeigt, dass keine einzige in dieses Raster passte – und alle anfangs unsicher waren, ob eine Selbsthilfegruppe das Richtige für sie sei.

Ungeachtet dessen, ob Ihr Partner ein Beratungs- oder Therapieangebot in Anspruch nimmt oder sich dagegen sträubt, möchten wir Sie ermutigen, einmal probehalber an einer Selbsthilfegruppe für gewaltbetroffene Frauen teilzunehmen. Nach einigen Wochen wissen Sie, ob Sie sich auf dem richtigen Weg befinden. Es ist wesentlich einfacher, mit den Auswirkungen der Gewalt umzugehen, wenn Sie sich auf die Unterstützung anderer Frauen verlassen können, die Ihre Situation verstehen und aus eigener Erfahrung kennen.

Was kann ich von meinem Partner erwarten?

Frauen, die schon lange mit einem gewalttätigen Partner zusammenleben, haben manchmal das Gefühl, nicht mehr zu wissen, was sie vernünftigerweise von ihm erwarten können. Grundlegend handelt es sich dabei um Erwartungen, die man an jede Beziehung stellen sollte – Respekt, Zuwendung, gegenseitige Unterstützung, Geborgenheit, Spaß und so weiter. In einer gewaltbestimmten Beziehung können Sie selbst nur wenig dazu beitragen, dass sie erfüllt werden. Wenn Sie Ihre Erwartungen offen ansprechen, bezichtigt Ihr Partner Sie der »Nörgelei«. Wenn Sie mit Nachdruck auf Erfüllung bestehen, wirft er Ihnen vor, dass Sie egoistisch oder herrschsüchtig sind. Dann wird er aggressiv, und Sie sehen sich gezwungen, einen Rückzieher zu machen. Wenn Sie nicht sofort klein beigeben, eskaliert der Wutausbruch, bis Sie einknicken. Nach zahllosen Versuchen haben Sie schließlich erkannt, dass es müßig ist, Ihren Erwartungen Ausdruck zu verleihen. Sie wurden zum Schweigen gebracht oder bemühen sich weiterhin, gehört zu werden. Wie auch immer, Ihre Ansichten und Bedürfnisse zählen für Ihren Partner nicht.

In unseren Selbsthilfegruppen halten wir Brainstorming-Sitzungen ab; wir fordern die Teilnehmerinnen auf, ungeordnet Erwartungen zu nennen, die nach ihrem Dafürhalten in einer respektvollen Beziehung realistisch sind. Sie sollen dabei nicht über ihre eigene Partnerschaft nachdenken, sondern über die Vorstellungen, die sie von einer harmonischen Beziehung generell haben. Dabei kommt jedes Mal eine lange Liste zusammen. Hier ein Beispiel:

Angemessene Erwartungen an eine Partnerbeziehung

- ○ Treue
- ○ Liebe
- ○ Gleichstellung
- ○ Loyalität
- ○ Respekt
- ○ Vertrauen
- ○ Rücksichtnahme

- ○ Aufrichtigkeit
- ○ Zusammenhalt
- ○ Aufgabenteilung
- ○ Interesse an meinem Wohlergehen
- ○ Unterstützung
- ○ Wertschätzung der Familie
- ○ Gemeinsame Entscheidungen
- ○ Zuverlässigkeit
- ○ Humor
- ○ Verantwortungsbewusstsein
- ○ Einfühlsamkeit
- ○ Ermutigung
- ○ Sicherheit (physisch, emotional, ökonomisch)
- ○ Angehört werden
- ○ Fürsorglichkeit
- ○ Uneingeschränkte Akzeptanz ohne Wertung
- ○ Gemeinsame Interessen

Finden Sie diese Erwartungen an eine respektvolle Beziehung angemessen? Werden in der Liste Eigenschaften angesprochen, die Sie auch in Ihrer Partnerschaft anstreben? Nach unseren Erfahrungen handelt es sich um Schlüsselmerkmale einer gewaltfreien, gesunden Beziehung, geprägt von Werten, an denen Frauen festhalten. Wenn Sie bereit sind, sie in Ihre Beziehung einzubringen, ist es nur angemessen, von Ihrem Partner das Gleiche zu erwarten.

Wenn Sie die Liste noch einmal durchgehen und sich fragen, ob Ihr Partner diese Erwartungen erfüllt: Welche Auswirkungen würde es auf das Bild haben, das Sie sich von ihm machen? Zu erkennen, dass er im Gegensatz zu Ihnen vielleicht nicht einmal grundlegenden Erwartungen wie Vertrauen, Ehrlichkeit, Sicherheit und Loyalität oder Treue entspricht, kann schmerzlich und entmutigend sein. Vielleicht war Ihnen nicht klar, wie unterschiedlich die Perspektiven sind, aus denen Sie und Ihr Partner die Beziehung betrachten, und wie grundlegend er sich ändern muss.

Wenn Ihr Partner wirklich fest entschlossen ist, sich zu ändern, sich in eine gute Therapie für gewalttätige Männer begibt und ernsthaft an sich arbeitet, um Ihre Sicherheit zu gewährleisten, ist ein Wandel möglich. Sie werden merken, ob die Veränderungen ausreichen, um Ihre Erwartungen an eine respektvolle und liebevolle Beziehung zu erfüllen. Doch selbst wenn erste Fortschritte sichtbar werden, fühlen Sie sich unter Umständen noch nicht sicher genug, um sich wieder vollumfänglich auf die Beziehung einzulassen. Möglicherweise versucht er, Sie zu überzeugen, dass er sich geändert hat. Sie sollten jedoch Ihrer inneren Stimme vertrauen und auf Anzeichen eines echten Wandels in seinem Verhalten achten. Liegen ihm Ihre Sicherheit und Ihr Wohlergehen wirklich am Herzen? Trotz aller Veränderungen kann es vorkommen, dass Ihr Sicherheitsgefühl oder das Vertrauen zu ihm nicht mehr stabil genug sind, um die Beziehung fortzusetzen. Manchmal lässt sich der Vertrauensbruch nicht mehr kitten.

Wenn Sie nach diesem Kapitel befürchten, dass sich Ihr Partner niemals ändern wird, kann es schwer sein, noch irgendwo einen Hoffnungsschimmer zu entdecken. In diesem Fall möchten wir Sie ermutigen, Ihre Hoffnung auf sich selbst zu setzen statt auf Ihren Partner oder die Beziehung. Mithilfe der Menschen in Ihrem Umfeld, die Sie unterstützen, können Sie nach und nach beginnen, sich ein besseres, gewaltfreies Leben vorzustellen. Im neunten Kapitel geben wir Ihnen Tipps, wo Sie adäquate Unterstützung finden. Doch zuerst befassen wir uns mit den Auswirkungen der Partnergewalt auf Ihre Kinder.

8. Welche Auswirkungen hat die häusliche Gewalt auf meine Kinder?

Ich habe meinen Mann verlassen und eine eigene Bleibe für mich und meine zweijährige Tochter gesucht. Mir war vorher nicht bewusst, wie negativ sich die Gewalttätigkeit meines Mannes auf sie ausgewirkt hatte. Nach dem Umzug konnte sie Krach machen. Sie sang, schrie und wirbelte durchs ganze Haus. Das mitzuerleben, war wunderbar. Endlich fühlte sie sich sicher genug, sie selbst zu sein.

Diane

Wie wirkt sich die Gewalt meines Partners auf meine Kinder aus?

Auch mein Sohn war Übergriffen ausgesetzt. Das brach mir das Herz. Das Letzte, was er zu ihm sagte, bevor wir Zuflucht im Frauenhaus suchten, war: »Am liebsten würde ich dir eins über den Schädel ziehen. Aber das lasse ich besser bleiben, weil ich mir sonst Ärger einhandle.«

Danica

Sie machen sich vermutlich Sorgen, welche Auswirkungen die Partnergewalt auf Ihre Kinder hat. Vielleicht befürchten Sie, dass sie vom Verhalten des Vaters lernen und später in ihrer eigenen Beziehung Gewalt anwenden oder erfahren. Sie haben vielleicht das Gefühl, als Mutter unzulänglich zu sein. Dass Sie besorgt sind, ist nachvollziehbar. Alle Frauen, die wir kennen, sind bestrebt, ihren Kindern eine gute Mutter zu sein. Kindererziehung ist schwere Arbeit, vor allem, wenn Sie einen Partner haben, der Ihre Bemühungen untergräbt und Ihnen und Ihren Kindern Stress macht. Wir hoffen, dass dieses Kapitel Ihnen hilft, Ihre Ängste zu verstehen und jede Möglichkeit wahrzunehmen, Ihre Kinder zu unterstützen.

Die Frage zu stellen, welche Folgen die häusliche Gewalt für Ihre Kinder hat, ist allein schon schwer. Ihr auf den Grund zu gehen, erfordert Mut. Es kann schmerzlich sein, die Auswirkungen objektiv zu betrachten. Wenn Ihre Kinder Gewaltausbrüche mitansehen oder mitanhören müssen, ist Ihnen vermutlich bewusst, wie sie sich auswirken. Doch selbst wenn sie nie im Beisein oder in Hörweite der Kinder stattfinden, setzt Ihr Partner möglicherweise Taktiken ein, die sich auch auf die Kinder auswirken. Sie erkennen es daran, dass sich das Verhalten Ihrer Kinder auf beunruhigende Weise verändert: Sie leiden beispielsweise unter Albträumen, Schlafstörungen, essen pausenlos, haben Schwierigkeiten in der Schule oder zeigen erste Anzeichen einer Depression oder eine Neigung zu Panikattacken. Denken Sie an die Folgen der Gewalt, die wir im fünften Kapitel aufgeführt hatten. Bei Ihren Kindern machen sich unter Umständen ähnliche Auswirkungen wie bei Ihnen bemerkbar, ungeachtet dessen, wie sehr Sie bemüht sind, sie vor den Übergriffen Ihres Partners zu schützen.

Das Verhalten Ihres Partners ist für Ihre Kinder vermutlich verwirrend und Furcht einflößend. Vielleicht sind seine Erziehungsmaßnahmen widersprüchlich, was belastend für sie sein kann. Vielleicht hat er unrealistische Erwartungen an sie, die ihnen das Gefühl vermitteln, seinen Ansprüchen niemals genügen zu können. Vielleicht pendelt er zwischen Nähe und Distanz hin und her, verbringt an einem Tag viel Zeit mit ihnen, um sich ihnen dann über einen längeren Zeitraum zu entziehen. Vielleicht gibt er sich auf dem Fußballplatz den Anschein, ein engagierter Vater zu sein, während er sie zu Hause ignoriert. Vielleicht behandelt er ein Kind besonders streng und bevorzugt unverhohlen das andere. Das alles ist für Sie wahrscheinlich unerträglich, weil Sie keinerlei Einfluss auf dieses Verhalten haben.

Einige Frauen berichten, ihr Partner sei ein »guter Vater«, zumindest zeitweilig. Er kauft den Kindern Geschenke oder unternimmt etwas mit ihnen. Dann wieder ignoriert er sie oder verletzt sie mit Worten oder Taten. Die Widersprüchlichkeit seines Verhaltens macht den Kindern und Ihnen verständlicherweise schwer zu schaffen. Halten Sie sich noch einmal den Kreislauf der Gewalt vor Augen, den wir im zweiten Kapitel beschrieben haben: Ihr Partner benutzt die Kinder auf unterschiedliche Weise. Das ist verwirrend, für die Kinder und für Sie. An einem Tag scheint er ein guter Vater zu sein, am nächsten ein schlechter, je nachdem, in welcher Phase des Gewaltkreislaufs er sich gerade befindet. Denken Sie daran, dass gute Eltern ihre Kinder nicht manipulieren oder sie für Macht- und Kontrollspielchen missbrauchen; sie kümmern sich stets um ihr Wohl, und nicht nur, wenn ihnen danach ist. Sie versuchen, sie widerspruchsfrei zu erziehen und ihren grundlegenden Bedürfnissen zu entsprechen.

Ich habe früher allen erklärt, Pavel sei ein toller Vater, weil ich aufrichtig davon überzeugt war. Doch heute sehe ich das anders. Er spielte mit den Kindern, wenn er Lust dazu hatte, aber sie mussten sich immer nach seinem Terminkalender und seinen Regeln richten. Wenn der Alltag mit den Kindern mal schwierig oder chaotisch wurde, war er nirgendwo in Sicht. Und ich war diejenige, die ihnen jeden Tag das Pausenbrot für die Schule zurechtmachte.

Dagmara

Auch wenn Ihr Partner die Kinder überwiegend gut behandelt, ist er kein guter Vater, wenn er Gewalt gegen *Sie* ausübt. Zur Definition eines »guten Vaters« gehört auch, dass er ein Vorbild ist und sich Ihnen (der Mutter seiner Kinder) gegenüber fürsorglich und respektvoll verhält.

Da Kinder nicht über die gleichen Bewältigungsstrategien verfügen wie Erwachsene, kommen ihre Reaktionen auf die Gewaltsituation vielleicht auf eine Weise zum Ausdruck, die Sie beunruhigt, sei es, dass sie ihre Wut an Ihnen auslassen, ihre Hoffnungslosigkeit äußern oder damit drohen, sich selbst oder anderen etwas anzutun. Vielleicht haben sie Mitschüler gemobbt oder sind selbst Mobbingopfer. Miterleben zu müssen, wie Ihre Kinder unter dem Gewaltverhalten Ihres Partners leiden, ist schrecklich.

Sie fragen sich vielleicht, ob sich das Verhalten Ihrer Kinder noch im normalen Rahmen bewegt. Wenn sich beispielsweise Ihr halbwüchsiger Sohn Ihnen gegenüber rüde und respektlos benimmt, fällt es Ihnen unter Umständen schwer zu erkennen, ob er das Verhalten seines Vaters nachahmt oder ob es sich um die typischen Abnabelungsversuche eines Teenagers handelt. Vielleicht hilft es, sich klarzumachen, dass vielen Eltern das Verhalten ihrer Kinder ein Rätsel ist. Wenn Sie sich Sorgen machen, ist es gleichwohl angeraten, ein Auge darauf zu haben. Angesichts der häuslichen Gewalt sollten Sie es keinesfalls ignorieren.

Auch wenn Sie sich Sorgen um die Sicherheit und Entwicklung Ihrer Kinder machen, gibt es eine gute Neuigkeit: Forschungsergebnisse belegen, dass es für das emotional gesunde Aufwachsen eines Kindes wichtig ist, *einen* verlässlichen Elternteil zu haben, der ihnen Geborgenheit gibt, fürsorglich und liebevoll ist. Verständlicherweise beunruhigt Sie der negative Einfluss Ihres Partners, aber wir hoffen, dass Sie die wichtige, positive Rolle klarer erkennen, die Sie im Leben Ihrer Kinder spielen.

Wie wirkt sich die Gewalt meines Partners auf meine Erziehungskompetenz aus?

Das Gewaltverhalten Ihres Partners wirkt sich nicht nur auf Ihre Kinder, sondern wahrscheinlich auch auf Ihre Erziehungskompetenz aus. Das Zusammenleben mit einem gewalttätigen Mann kann Ihre Fähigkeit beeinträchtigen, die Mutter zu sein, die Sie gern wären. Ihr Partner kontrolliert oder verhindert unter Umständen Erziehungsmethoden, die Sie für angemessen halten. Wenn Sie beispielsweise eine liebevolle Zurechtweisung für angebracht halten, untergräbt Ihr Partner Ihre Bemühungen, wenn er den Kindern nahelegt, Sie zu ignorieren (mit der Begründung, dass Sie keine Ahnung haben). Dadurch, dass er die Interaktionen genau im Auge behält, übt er enormen Druck auf Sie aus und vermittelt Ihnen das Gefühl, seinen Erwartungen niemals gerecht zu werden. Oder er macht Sie in Gegenwart Ihrer Kinder klein. Wenn er glaubt, dass die Kinder einen höheren Stellenwert in der Beziehung haben als er, wagen Sie es möglicherweise nicht einmal mehr, ihnen Ihre Liebe und Zuneigung offen zu zeigen. Vielleicht beeinträchtigt die Angst vor dem unvorhersehbaren und sprunghaften Verhalten Ihres Partners die Fürsorge, die Sie Ihren Kindern angedeihen lassen, weil Sie gezwungen sind, ihn ständig im Auge zu behalten. Die Konzentration auf die Sicherheit beansprucht möglicherweise Ihre volle Aufmerksamkeit, sodass weniger Zeit und Aufmerksamkeit für die Kinder bleibt.

Frauen machen sich nicht nur Sorgen, wie sich die Gewalttätigkeit des Partners auf ihre Kinder auswirkt, sondern haben auch Angst, dass sie ihnen gegenüber »zu streng« oder »zu nachsichtig« sind. Diese Selbstzweifel sind teilweise auf die große Verunsicherung zurückzuführen, die im Kreislauf der Gewalt entsteht, wenn der Partner ihre Erziehungsmaßnahmen an einem Tag lobt und am nächsten anprangert. Wenn Sie Ihre Kinder angeschrien haben oder Ihnen im Affekt die Hand ausgerutscht ist, befürchten Sie möglicherweise, dass Sie ebenfalls zur Gewalttätigkeit neigen. Die Übergriffe Ihres Partners hinterlassen Spuren, Sie sind erschöpft, stehen ständig unter Anspannung. Dann wächst das Gefühl, nicht immer die Mutter zu sein, die Sie gern sein möchten.

Einige Mütter finden im Gegensatz dazu, dass sie zu nachsichtig oder gutmütig sind. Vielleicht benehmen sich Ihre Kinder rüde oder unangemessen, ohne dass sie von Ihnen zurechtgewiesen werden, weil Sie möchten, dass sie sich zumindest bei Ihnen sicher und geborgen fühlen können. In diesem Fall haben Sie vielleicht bemerkt, dass Sie Wert auf ein entspanntes Verhältnis zu Ihren Kindern legen, um die Aggressivität Ihres Partners zu kompensieren. Er macht ihnen das Leben schwer, und deshalb sind Sie darauf bedacht, ihnen eine Erholungspause zu gönnen. Vielleicht untergräbt er Ihre Erziehungsmaßnahmen und sagt ihnen, dass sie Ihnen keine Beachtung schenken sollen, oder er schreit die Kinder an, weil sie Ihnen nicht »gehorchen«. Oder Sie stellen fest, dass sich Ihr Partner ständig einmischt und Ihre Bemühungen sabotiert, wenn Sie die Kinder auf Fehler hinweisen oder ihnen etwas beizubringen versuchen.

Ich habe jedes Mal Stress, wenn ich den Kindern sage, dass sie bestimmte Dinge tun oder lassen sollen, weil ich Angst habe, dass sich mein Partner einmischen und mir die Zügel aus der Hand nehmen könnte. Er brüllt sie an und impft ihnen Schamgefühle ein. Ich will ihnen stattdessen einfach Orientierungshilfen geben. Ich kann meinen Kindern kaum noch sagen, was ich für richtig oder falsch halte, weil mein Partner sofort überreagiert und explodiert. Dann muss ich die Kinder vor seiner Reaktion schützen, statt ihnen zu sagen, wo's langgeht.

Priya

Es ist tragisch, wenn man seinen Mutterinstinkten nicht ohne Einmischung oder Angst folgen kann, aber die Fähigkeit gewaltbetroffener Frauen, ihren Kindern in einem derart problematischen und unwägbaren Kontext liebevolle Fürsorge angedeihen zu lassen, ist beeindruckend. Wichtig ist, dass Sie sich die Strategien bewusst machen, die Sie anwenden, um Ihre Kinder vor dem negativen Verhalten Ihres Partners zu schützen.

Es hat den Anschein, als würde man an die Erziehungskompetenz der Mütter viel höhere Maßstäbe anlegen als an diejenigen der Väter. Frauen müssen ihre Fähigkeiten, ein Kind zu erziehen, oft beweisen, während Männer keinen »Eignungstest als Vater« bestehen müssen. Vielleicht haben Sie das Gefühl, auf dem Prüfstand zu stehen, weil Sie durch die Übergriffe Ihres Partners oft ausgelaugt und nicht immer eine vorbildliche Mutter sind. Kein Wunder, denn Sie müssen viele Bälle gleichzeitig in der Luft halten – die normalen Anforderungen der Kindererziehung plus die Versuche Ihres Partners, Ihre Erziehungsmaßnahmen zu untergraben oder offen zu sabotieren. Während Sie bemüht sind, Ihre Kinder zu schützen, heimst Ihr Partner möglicherweise mit der Zurschaustellung seiner Erziehungsqualitäten im öffentlichen Raum Lob und Anerkennung als »guter Vater« ein. Sie haben vielleicht sogar das Gefühl, dass sich andere insgeheim auf seine Seite stellen und ihn für den »besseren« Elternteil halten. Ein furchtbares Dilemma – denn niemand sieht, was sich hinter verschlossenen Türen abspielt und wie viel Kraft es Sie kostet, für Ihre Sicherheit und die Ihrer Kinder zu sorgen.

Jason war das ganze Wochenende unerträglich. Er regte sich immer wieder über die Unordnung im Haus auf. Ich versuchte, die Kinder aus der Gefahrenzone zu schaffen und gleichzeitig das Haus zu putzen und aufzuräumen. Meine Nerven lagen blank. Sonntagabend kamen sein Vater und seine Mutter zum Essen zu uns. Ich hatte alles vorbereitet. Als seine Eltern da waren, setzte er sich zu den Kindern auf den Fußboden und spielte mit ihnen. Seine Mutter meinte: »Er ist ein wunderbarer Vater, findet du nicht auch?« Ich dachte: »Es reicht aus, wenn er ein paar Minuten mit den Kindern spielt, und schon ist er ein ›wunderbarer Vater‹?«

Reba

Da sich das Gewaltverhalten Ihres Partners teilweise negativ auf Ihre Erziehungskompetenz auswirkt, sollten Sie sich noch einmal das Rad der Macht und Kontrolle ins Gedächtnis rufen, das im vierten Kapitel beschrieben wurde. Dabei ging es um die Taktiken, die Ihr Partner anwendet, um Sie zu kontrollieren, indem er die Kinder beispielsweise als Druckmittel einsetzt. Hier eine erweiterte Liste dieser Taktiken, wie sie uns Teilnehmerinnen unserer Gruppen schilderten:

○ mich im Beisein der Kinder herabwürdigen
○ die Kinder zu seinem Vorteil benutzen
○ mir vorhalten, ich sei eine schlechte Mutter
○ den Kindern erzählen, ich sei eine schlechte Mutter
○ die Kinder belügen
○ den Kindern Lügen über mich erzählen

- ○ drohen, die Kinder zu verletzen
- ○ die Kinder verletzen
- ○ behaupten, das schlechte Benehmen der Kinder sei der Grund für seine Aggressivität
- ○ die Kinder ermutigen, mich zu verletzen (physisch, psychisch oder verbal)
- ○ Gewaltandrohung gegen die Kinder und/oder ihre Haustiere
- ○ die Kinder in eine negative Diskussion über mich hineinziehen
- ○ drohen, mir die Kinder wegzunehmen
- ○ drohen, einen ausgedehnten Sorgerechtsstreit zu beginnen, obwohl er sonst wenig Interesse an den Kindern zeigt

Die Liste anzuschauen, kostet Sie vielleicht große Überwindung. Die Erkenntnis, dass Ihr Partner bereit zu sein scheint, die Kinder als Druckmittel zu benutzen, um sein Bedürfnis nach Macht und Kontrolle zu befriedigen, ist niederschmetternd. Es kostet Sie mit Sicherheit viel Kraft, Ihre Kinder vor Schaden zu bewahren. Feststellen zu müssen, dass er nicht einmal davor zurückschreckt, den Kindern Schaden zuzufügen, um seine Machtposition zu sichern, kann ein Schock sein. Sein Verhalten erzeugt Angst und Verwirrung in der Familie. Er fügt Ihnen Schaden zu und zieht auch die Kinder in Mitleidenschaft. Er ist gewillt, die Kinder als Faustpfand in dem Spiel einzusetzen, in dem es um Ihr Leben geht.

Ungeachtet dessen, wie Ihr Partner Sie und die Kinder in den einzelnen Phasen des Gewaltkreislaufs behandelt, haben Sie vermutlich etliche Möglichkeiten gefunden, Ihre Kinder zu schützen und für sie zu sorgen.

Er war extrem gewalttätig und einen Teil seiner Aggressionen richtete er gegen unseren Sohn. Er beschimpfte und beleidigte ihn, seine Worte waren furchtbar verletzend. Ich ging jedes Mal dazwischen und trennte die beiden. Was danach mit mir geschah, war mir egal.

Josie

Diese Frau beschreibt, wie weit sie zu gehen pflegte, um ihre Kinder zu schützen, obwohl sie dabei ihre eigene Sicherheit aufs Spiel setzte. Es gibt einige positive Maßnahmen, die Sie ergreifen können, um gegenzusteuern und Ihren Kindern Schutz und ein Gefühl der Geborgenheit zu vermitteln. Hier eine Liste mit Beispielen von anderen gewaltbetroffenen Frauen:

○ Ich nehme mir Zeit für jedes einzelne Kind.
○ Ich unterstreiche die positiven Verhaltensweisen meiner Kinder.
○ Nach einem Wutausbruch meines Partners erkläre ich ihnen, dass ein solches Verhalten falsch ist.
○ Ich schaffe die Kinder außer Haus, aus seiner Reichweite.
○ Ich versuche, Menschen in ihr Leben einzubeziehen, die gute Vorbilder sind.
○ Ich verbringe zusätzlich Zeit mit meinen Kindern vor dem Schlafengehen – mit Vorlesen und Kuscheln.
○ Ich enthalte meinem Partner Informationen über die Kinder bewusst vor, um einen Wutausbruch zu vermeiden.
○ Ich bringe die Kinder zu meinen Eltern, wenn die Situation aus dem Ruder zu laufen droht.
○ Ich halte engen Kontakt zu den Lehrern meiner Kinder.
○ Ich achte darauf, gesunde und schmackhafte Mahlzeiten für meine Kinder zuzubereiten.

Vielleicht tun Sie noch ganz andere Dinge, um Ihren Kindern ein Gefühl der Sicherheit und Geborgenheit zu vermitteln. Möchten Sie das eine oder andere hier notieren?

8. Welche Auswirkungen hat die häusliche Gewalt auf meine Kinder?

Warum ergreifen die Kinder Partei für ihren Vater?

Trotz aller Versuche, ihnen Sicherheit und Geborgenheit zu vermitteln, ist das Verhalten der Kinder gegenüber ihrem Vater für Frauen oft unverständlich. Manchmal scheinen sie ihn der Mutter eindeutig vorzuziehen und verteidigen seine Übergriffigkeit sogar. Das kann eine zutiefst verstörende Erfahrung sein. Wir gehen davon aus, dass sich Kinder dem Elternteil enger verbunden fühlen, der Sicherheit und Verlässlichkeit gibt –, und da Sie diejenige sind, die ihnen beides bietet, wagen sie es eher, Front gegen Sie zu machen. Da das Verhalten des Vaters unvorhersehbar und beängstigend ist, werden sie sich hüten, ihn gegen sich aufzubringen. Sie sind der Elternteil, mit dem sie ihre Kräfte messen und den sie unter Druck setzen können. Dieses »Testen« der Eltern ist Teil der normalen kindlichen Entwicklung, und Sie sind der einzige Elternteil, bei dem die Kinder ihre Grenzen angstfrei austesten können.

Möglicherweise haben sie auch das Gefühl, es sei unerlässlich, Partei in dem Krieg zu ergreifen, den Ihr Partner gegen Sie führt. Er ist der mächtige, aber unsichere Faktor in der Beziehung. Sich auf die Seite des Mächtigen zu schlagen, ist eine kluge Entscheidung. Sie trägt dazu bei, die Sicherheit Ihrer Kinder zu gewährleisten, und Ihre Kinder glauben vielleicht, damit sei auch für Ihre Sicherheit gesorgt.

Die Erkenntnis, dass dieses Verhalten Ihrer Kinder eine Folge der Partnergewalt ist, kann ein Umdenken fördern. Sie erkennen, wer dafür verantwortlich ist, dass die Kinder Sie gegeneinander auszuspielen scheinen. In Wirklichkeit versuchen sie, die unerträgliche Situation bestmöglich zu bewältigen. Je mehr Sie sich in Ihre Kinder hineinversetzen können, desto eher sind Sie in der Lage, emotional für sie erreichbar und präsent zu sein. Hier einige Aussagen von Frauen, die diesen Prozess des Umdenkens veranschaulichen:

Ich habe erkannt, dass seine Aggressivität eine große Belastung für meine Tochter darstellt. Sie ist gezwungen, seine Wut auszuhalten.

Sydney

Wenn mir mein Sohn mit Feindseligkeit begegnet, halte ich nach einem Riss in seinem Panzer Ausschau, durch den ich mit meiner Liebe zu ihm vordringen kann. Ich ignoriere sein aggressives Verhalten so weit wie möglich, und wenn wir zwei uns wieder versöhnt haben, mache ich das Beste daraus. Neulich hat er mir ein lustiges Video auf YouTube gezeigt. Wir haben uns schiefgelacht. Ich hatte das Gefühl, dass der Heilungsprozess damit begann.

Polly

Wenn meine Kinder durchdrehen und über die Stränge schlagen, helfe ich ihnen, wieder runterzukommen. Ich mache ihnen etwas zu essen, lasse ihnen ein Bad ein und sage mir: »Sie sind mit der Situation überfordert. Sie brauchen Hilfe.«

Georgia

Wenn mich meine Tochter mit verletzenden Worten angreift und ich weiß, dass sie von ihrem Vater stammen, versuche ich mir vor Augen zu halten, dass wir beide *seinen Übergriffen ausgesetzt sind. Sie äußert die Beleidigungen, aber sie wiederholt nur, was ihr Vater gesagt hat.*

Kim

Kinder unter diesen Umständen zu erziehen, ist ein schwieriges Unterfangen. Sie verdienen daher die bestmögliche Hilfe und Unterstützung. Versuchen Sie sich mit dem Gedanken zu trösten, dass Ihre Kinder sich gegen Sie verbünden, weil Sie ihnen die Chance bieten, ungestraft auf Konfrontationskurs zu gehen. Es ist ein Beweis dafür, dass sie sich bei Ihnen sicher und geborgen fühlen. Und das ist gut.

Wie kann ich den Kindern die Situation erklären?

Vielen Frauen fällt es schwer, mit ihren Kindern über die Gewalttätigkeit des Partners zu reden. Sie wollen die Beziehung zum Vater nicht sabotieren. Gleichzeitig sehen sie aber, dass die Kinder leiden und wollen sie vor traumatischen Erfahrungen schützen. Folglich sind sie zu einem Balanceakt gezwungen: Wie können sie ihren Kindern die Situation erklären, ohne den Eindruck zu erwecken, dass Sie dem Vater gegenüber unfair sind?

Halten Sie sich vor Augen, dass Ihr Partner derjenige ist, der seinen Aggressionen freien Lauf lässt, dass *er* derjenige ist, der die Beziehung zu seinen Kindern untergräbt. Sein selbstsüchtiges und gewaltbestimmtes Verhalten verletzt Sie und die Kinder, es erschüttert die Grundfesten Ihrer Familie. Das alles sind Folgen *seines* und nicht Ihres Verhaltens. Wenn Sie den Kindern die häusliche Situation erklären, sollten Sie sich daran erinnern, dass Sie ihnen damit helfen wollen, das Verhalten Ihres Partners zu verstehen. Das Problem ist sein Verhalten und nicht die Tatsache, dass Sie darüber sprechen. Sie sollten sich vergewissern, dass Sie die Übergriffe weder bagatellisieren noch ausblenden, denn damit würden Sie Ihre Kinder nur noch mehr verwirren.

Es könnte außerdem hilfreich sein, die Übergriffe Ihres Partners von seiner Persönlichkeit zu trennen. Konzentrieren Sie sich im Gespräch mit Ihrem Kind ausschließlich auf sein Verhalten in bestimmten gewaltgeprägten oder verletzenden Situationen. Sagen Sie beispielsweise nicht: »Dein Vater ist ein Idiot, weil er dich wegen der verschütteten Milch angeschrien hat«, sondern: »Es war nicht richtig, dass dein Vater dich wegen der verschütteten Milch angebrüllt hat.« Versuchen Sie, das Gespräch mit Ihren Kindern auf einen Zeitpunkt zu legen, an dem Sie selbst relativ ruhig sind. Wenn die Gefühle mit Ihnen durchgehen, leidet die Kommunikation darunter. Warten Sie, bis Sie Ihre Fassung wiedergewonnen haben, und wählen Sie eine ruhige Minute für die Aussprache mit Ihren Kindern. Versetzen Sie sich in ihre Situation hinein und überlegen Sie, was zu erfahren oder zu erörtern hilfreich für sie wäre. Belasten Sie sie beispielsweise nicht mit Ihren eigenen Ängsten, sondern hören Sie stattdessen zu, wenn sie ihre Gefühle und Befürchtungen äußern – mit so viel Beherrschung, wie Sie aufbringen können. Sie können außerdem darauf hinweisen, dass man sich vor keinem Familienmitglied fürchten sollte und dass es nicht ihre Schuld ist, wenn ihnen jemand Angst macht.

Die meisten einschlägigen Forschungsergebnisse zeigen, dass Kinder die Gewalt viel stärker wahrnehmen, als die Mütter denken. Als Mutter sind Sie vielleicht geneigt, einem offenen Gespräch darüber aus dem Weg zu gehen, weil sie befürchten, Ihre Kinder damit zu verstören. Die meisten Kinder merken jedoch, dass in der Beziehung etwas nicht stimmt, aber ihnen fehlt das Vokabular, um die Vorgänge zu beschreiben. Wenn Ihre Kinder wissen, dass sie mit Ihnen über die häusliche Gewalt reden können, haben sie weniger Angst. Die Situation scheint dann nicht völlig außer Kontrolle. Darüber hinaus helfen Sie ihnen, das Gefühl zu überwinden, sie wären verantwortlich für die Übergriffe oder imstande, sie zu beenden. Es ist nicht nur für Sie, sondern auch für Ihre Kinder wichtig, sich vor Augen zu führen, dass sie für die häusliche Gewalt weder verantwortlich sind noch sie verursacht haben. Und dass sie nichts tun können, um das Verhalten Ihres Partners zu verhindern.

Werden meine Kinder in ihren späteren Beziehungen ebenfalls Täter oder Opfer von Gewalt?

Wenn Kinder Zeuge von Partnergewalt werden, machen Sie sich vermutlich Sorgen, was sie daraus lernen könnten. Sie haben Angst, Ihr Sohn könnte später ebenfalls gewalttätig werden oder Ihre Tochter würde glauben, Übergriffe seien »normal« und einen gewalttätigen Mann heiraten. Partnergewalt wirkt sich ohne Zweifel auf die Kinder aus, aber deshalb sind sie nicht dazu verurteilt, den Rest ihrer Tage in gewaltbestimmten Beziehungen zu leben. Sie können einiges tun, um Ihren Kindern beizubringen, was man unter respektvollem Verhalten versteht.

Erstens sollten Sie ihnen den Unterschied zwischen übergriffigem und respektvollem Verhalten erklären. Geben Sie ihnen das nötige Vokabular mit auf den Weg, um zu beschreiben, was annehmbar oder angemessen und was respektlos und übergriffig ist. Manche Frauen finden es hilfreich, Partnergewalt als Tyrannei oder Mobbing zu definieren. Was darunter in der Praxis zu verstehen ist, lernen die meisten Kinder im schulischen Umfeld. Sagen Sie beispielsweise: »Andere zu tyrannisieren ist weder in der Schule noch zu Hause in Ordnung.« Wenn es Ihnen schwerfällt, über das Verhalten Ihres Partners zu sprechen, können Sie die Diskussion auf familienexternen Informationen aufbauen. Beziehen Sie sich beispielsweise auf Verhaltensweisen, die Sie im Einkaufszentrum oder im Fernsehen beobachtet haben. Wenn jemand gewalttätig ist, nennen Sie »das Kind beim Namen«, ohne Beschönigung. Wenn Sie selbst rücksichts- und respektvoll behandelt wurden, äußern Sie sich dazu. Versuchen Sie, auf die verschiedenen Formen der Gewalt einzugehen. Achten Sie darauf, dass Ihre Kinder auch etwas über verbale und emotionale Gewalt erfahren und nicht nur über physische. Falls Sie nicht mit Ihrem Partner zusammenleben und Ihre Kinder alt genug sind, sollten sie in der Lage sein, selbst ein Rad der Macht und Kontrolle zu zeichnen (siehe viertes Kapitel). Fordern Sie Ihre Kinder auf, die verschiedenen Formen der Gewalt zu identifizieren, die sie selbst erfahren oder beobachtet haben. Wenn Sie Ihnen das Vokabular an die Hand geben, um gewaltbestimmtes Verhalten zu verstehen, können sie ihre eigenen Schlussfolgerungen hinsichtlich der väterlichen Übergriffe ziehen.

Denken Sie daran, dass es auch Menschen, die in einem gewaltgeprägten Umfeld aufwachsen, freisteht, sich als Erwachsene für eine andere Lebensweise zu entscheiden. Wenn Ihre Kinder imstande sind, Gewaltverhalten und seine Folgen zu erkennen und zu begreifen, helfen Sie ihnen, später ein gewaltfreies Leben zu führen. Und wenn Sie die Gefühle ansprechen, die durch respektloses oder tyrannisches Verhalten verletzt werden – die Auswirkungen der Gewalt gegen andere –, tragen Sie dazu bei, dass Ihre Kinder Empathie entwickeln. Wie wir im siebten Kapitel gesehen haben, fehlt gewalttätigten Männern die Fähigkeit, nachzuempfinden, wie sich ihre Übergriffe auf die Partnerin und die Kinder auswirken.

Außerdem sollten Sie Beziehungen zu Menschen pflegen, die Ihren Kindern als Vorbild dienen können. Höchstwahrscheinlich gibt es auch in Ihrem Freundes- oder Bekanntenkreis Männer, die anderen mit Respekt und Fürsorglichkeit begegnen. Vielleicht haben Ihre Kinder einen liebevollen Großvater, Onkel oder Freund der Familie, der mehr Zeit mit ihnen verbringen könnte. Auch Lehrer oder Trainer können Vorbild sein. Möglicherweise sabotiert Ihr Partner Ihre Bemühungen, die Beziehung zu solchen Menschen zu fördern, indem er versucht, Sie und die Kinder sozial zu isolieren. Andernfalls tröstet Sie vielleicht der Gedanke, dass Ihr Partner nicht der Einzige ist, der einen prägenden Einfluss auf Ihre Kinder hat.

Zu alledem besteht die Möglichkeit, die Beziehung zu beenden. Der Versuch, das Ausmaß der Gewalt einzudämmen, das Ihre Kinder miterleben, verringert auch die negativen Auswirkungen, die das Verhalten Ihres Partners auf sie hat. Wir wissen, wie schwierig es sein kann, diese Option ernsthaft in Betracht zu ziehen, deshalb gehen wir im zehnten Kapitel ausführlicher darauf ein. Doch zuerst sollten Sie wissen, wo Sie ungeachtet Ihrer Entscheidung Hilfe und Unterstützung für sich und die Kinder finden.

Wo finde ich als Mutter Hilfe und Unterstützung?

Kinder großzuziehen ist vor dem Hintergrund von Gewalt extrem schwierig. Wir möchten Sie ermutigen, sich Hilfe und Unterstützung in jeder nur denkbaren Form zu verschaffen. Vielleicht finden Sie es hilfreich, sich mit anderen Eltern über das Verhalten Ihrer Kinder auszutauschen. Pflegen Sie Kontakte zu Eltern, die Kinder im etwa gleichen Alter haben. Im Grunde ist Ihr Partner kein »Kooperationspartner« in puncto Kindererziehung. Man könnte sogar sagen, dass er Ihre Erziehungsbemühungen nach Kräften sabotiert. Durch die Unterstützung anderer Eltern fühlen Sie sich vielleicht weniger allein gelassen und haben Menschen, denen Sie Ihre Sorgen anvertrauen können.

Vielleicht möchten Sie sich darüber hinaus auch weiterreichende Informationen zum Thema Kindererziehung verschaffen. Bibliotheken und Internet sind hervorragende Quellen. Denken Sie jedoch daran, dass einige Erziehungstipps in Büchern oder Internetforen nicht auf Ihre Situation zutreffen. Wenn beispielsweise angedeutet wird, dass der Vater bemüht ist, eine stabile Bindung zu seinem Kind aufzubauen, gilt das (in Anbetracht der unberechenbaren Phasen des Gewaltkreislaufs) für Ihren Partner vermutlich nicht.

Und schließlich könnten Sie in Erwägung ziehen, mit Ihren Kindern eine professionelle Beratung oder Unterstützungsangebote in Anspruch zu nehmen. Einige Gemeinden haben Notdienste oder Anlaufstellen für Kinder, die Zeuge oder Opfer von häuslicher Gewalt und Missbrauch sind. Dort finden sie einen geschützten Raum, in dem sie über ihre Erfahrungen sprechen können. Die Sozialarbeiter und Therapeuten haben eine fundierte Ausbildung, sind mit den Auswirkungen von Gewalt vertraut und können Sie und Ihre Kinder unterstützen. Erkundigen Sie sich an Ihrem Wohnort auch nach Frauenhäusern oder Frauenberatungszentren.

Bleiben oder gehen? Was ist das Beste für meine Kinder?

Oft sind Frauen, die mit einem gewalttätigen Partner zusammenleben, äußerst eingeschränkt in ihren Optionen, wenn es zu entscheiden gilt, was für die Kinder am besten ist. Sie harren beispielsweise in einer gewaltbestimmten Beziehung aus, weil sie von ihrem Partner finanziell abhängig sind. Bleiben sie bei ihm, werden die Kinder weiterhin Zeugen der Übergriffe. Gehen sie, geraten sie mit ihren Kindern unter Umständen in finanzielle Not. Leider greifen gewalttätige Männer oft zu ausgefeilten Tricks, um Unterhaltszahlungen zu vermeiden, selbst wenn sie gerichtlich dazu verpflichtet wurden. In solchen Situationen sind die Optionen der Frauen begrenzt und alles andere als erstrebenswert für sie und die Kinder. Das fühlt sich sehr ungerecht an!

Viele Frauen sehen sich in einem weiteren Dilemma, wenn sie Schritte einleiten, um die Kinder vor dem gewalttätigen Verhalten des Vaters zu schützen. Nicht nur sie selbst, sondern auch Freunde, Familienangehörige und professionelle Berater halten es für dringend angeraten, die Kinder aus seinem Einflussbereich zu entfernen. Doch sie müssen feststellen, dass ihre Möglichkeiten, ihm die Kinder zu entziehen, äußerst begrenzt sind. Gerichte schützen das väterliche »Umgangsrecht«. Auch in solchen Situationen stehen Frauen vor einer großen Herausforderung. Wenn sie die Beziehung fortsetzen, wirft man ihnen vor, ihre Kinder nicht vor der Gewalt zu schützen. Wenn sie sich trennen, erhält der Vater höchstwahrscheinlich ein Umgangsrecht zugesprochen. Dazu kommt, dass die Gerichte den Eltern immer häufiger das gemeinsame Sorgerecht erteilen, auch in Situationen, in denen der Vater gewalttätig gegen die Mutter war. Im derzeitigen Rechtsklima scheint man den Rechten der Väter einen höheren Stellenwert beizumessen als der Sicherheit von Frauen und Kindern. Sie werden dazu verurteilt, in einer unerträglichen Situation zu verbleiben. Als Mütter sind sie bestrebt, ihre Kinder zu schützen, so, wie es auch die Gesellschaft von ihnen erwartet, aber gleichzeitig schützt das juristische System das »Recht« der Partner auf regelmäßigen Umgang mit seinen Kindern.

Wir wollen Sie damit nicht entmutigen, sondern nur einige der Kämpfe und Konflikte aufzeigen, die Ihnen eventuell bevorstehen. Vielleicht erkennen Sie, dass die Grenzen, an die Sie bei der Entscheidung gelangen, was das Beste für Ihre Kinder ist, eher von der bestehenden Rechtsordnung und dem sozialen System als von Ihrer Erziehungskompetenz festgelegt werden. Als Gesellschaft sind wir aufgerufen, dafür zu sorgen, dass Väter ihren Unterhaltsverpflichtungen nachkommen und Kinder nicht mehr Opfer oder Zeuge häuslicher Gewalt werden. Bis dahin sind Frauen in Gewaltsituationen gezwungen, Entscheidungen innerhalb der eingeschränkten Optionen zu treffen. Mit entsprechender Unterstützung und rechtlichem Beistand ist es möglich, ein gewaltfreies und besseres Leben für Sie und die Kinder aufzubauen, auch wenn es Ihren ganzen Kampfgeist fordert und Sie weitere Hürden nehmen müssen. Es ist hilfreich, wenn Sie sich im Vorfeld so weit wie möglich über die Gesetzeslage informieren und Ihre Rechte kennen. Die Mitarbeiterinnen von Frauenhäusern und Frauenberatungsstellen sind damit vertraut, Sie und Ihre Kinder durch den juristischen Prozess zu begleiten. Sie können Ihnen auch Anlaufstellen für eine kostenlose Rechtsberatung oder einen Rechtsbeistand nennen.

Der Versuch, die Kinder zu schützen und sich durch die Untiefen des Rechtssystems zu lavieren, während Sie der Gewalttätigkeit Ihres Partners ausgesetzt sind, kann belastend und nervenaufreibend sein. Denken Sie aber daran, dass Sie die erste Bezugsperson sind und im besten Interesse der Kinder handeln. Wenn es zum Rechtsstreit kommt, lässt sich Ihr Partner mit der Absicht darauf ein, ihn zu »gewinnen«, sprich Macht und Kontrolle über Sie zu behalten, auch wenn er sich den Anschein gibt, als läge ihm das Wohl der Kinder am Herzen. Sie sind möglicherweise der einzige Mensch, der seine wahren Motive kennt. Sie haben einen Blick hinter die Fassade geworfen, und sich auf ein juristisches Tauziehen mit ihm einzulassen, erfordert großen Mut und Stärke.

In diesem Kapitel haben wir versucht, einige der Ängste anzusprechen, die das Verhalten Ihres Partners auf Ihre Kinder hat. Infolge seiner Übergriffe sind Sie gezwungen, den Löwenanteil der Erziehungsverantwortung zu übernehmen, von der Sie sich manchmal überfordert fühlen. So sehr Sie sich auch bemühen, Ihre Kinder zu schützen und ihnen eine gute Mutter zu sein, die Partnergewalt kann Ihre besten Absichten zunichtemachen. Es gibt zahlreiche Indizien, die darauf hindeuten, dass Ihr Partner den physischen und emotionalen Bedürfnissen der Kinder niemals Vorrang vor seinen eigenen Belangen einräumen wird. Deshalb ist es Ihre Aufgabe, ihre Interessen zu wahren. Aber Sie wissen aus Erfahrung, dass Ihnen Grenzen gesetzt sind, wenn es gilt, das zu tun, was für Ihre Kinder das Beste ist – Grenzen, die Ihr Partner mit seinem gewalttätigen Verhalten oder ein Gericht festlegt. Dennoch hoffen wir, Ihnen mit diesem Kapitel noch einmal bewusst gemacht zu haben, was Sie bereits für Ihre Kinder tun und was Sie auch in Zukunft tun können, um sie im Rahmen Ihrer Möglichkeiten oder mit fachlicher Hilfe zu unterstützen. Jedoch sind es nicht nur Ihre Kinder, die jetzt Unterstützung brauchen und verdienen. Auch Sie können davon profitieren. Wie Sie dabei die richtigen Anlaufstellen finden, ist Thema unseres nächsten Kapitels.

9. Wo finde ich Hilfe und Unterstützung?

Ich musste mich irgendjemandem anvertrauen. Ich brauchte Unterstützung von Menschen, die auf mein Wohl und meine Sicherheit bedacht waren. Eine Freundin empfahl mir eine professionelle Beratungsstelle. Außerdem schloss ich mich einer Selbsthilfegruppe für Frauen an. Schon die ersten der wöchentlichen Gruppensitzungen waren eine Offenbarung für mich. Mir wurde klar, dass viel von Peters Verhalten mir gegenüber übergriffig war. Ich erkannte, dass ich eine solche Behandlung von meinem Partner nicht verdient hatte. Ich erhielt die Bestätigung, dass ich nicht verrückt war. Und ich stellte fest, dass ich nicht die Einzige war, die sich in einer solchen Situation befand.

Marion

Woher weiß ich, dass ich adäquate Unterstützung erhalte?

Wir möchten Sie mit diesem Buch auf einem schwierigen Weg begleiten und Sie ermutigen, Ihre Beziehung aus der Perspektive von ungleichen Machtverhältnissen und von Gewalt zu erforschen. Wir haben festgestellt, dass die Übergriffe Ihres Partners weitreichende Folgen für Sie haben und sich auf viele Aspekte

Ihres Lebens auswirken. Da sie möglicherweise psychisch, emotional, physisch, spirituell oder finanziell »angeschlagen« sind, sollten Sie wissen, auf welche unterstützenden Dienste Sie zugreifen können. Dazu gehören beispielsweise Notunterkünfte für Frauen, polizeiliche Krisenintervention, Rechtsberatung, Gesundheitsdienste, Sozialdienste und Frauenberatungsstellen, die mit den Auswirkungen von Partnergewalt vertraut sind. In diesem Kapitel werfen wir einen Blick auf die Hilfsangebote, die Sie vielleicht schon in Anspruch nehmen, und stellen zusätzliche Anlaufstellen vor. Außerdem weisen wir auf Kriterien hin, anhand derer Sie erkennen, welche Art von Unterstützung Ihnen wirklich hilft und welche Ihre Situation möglicherweise noch verschlimmern könnten.

Es gibt viele Anlaufstellen für Frauen in Gewaltsituationen, aber nicht alle sind wirklich hilfreich. Manchmal erhalten die Betroffenen sogar Ratschläge, die existenziell bedrohlich sein können (wenn Therapeuten beispielsweise empfehlen, sich gegenüber dem Partner zu behaupten). Manchmal taucht die Polizei nicht gleich auf, wenn sie gerufen wird, und Frauen, die sich an eine Sozialberatungsstelle wenden, werden dort bisweilen mit Verachtung behandelt.

Wir hoffen, dass Sie bisher adäquate Unterstützung erfahren haben, aber viele gewaltbetroffene Frauen berichten, dass sie sowohl positive als auch negative Erfahrungen mit Beratungsstellen gemacht haben und bei der Inanspruchnahme von Dienstleistungen mit neuen Hindernissen konfrontiert wurden. Der folgende Fragebogen ermöglicht Ihnen, Ihre derzeitigen Anlaufstellen nach objektiven Kriterien zu bewerten.

1. Glauben mir meine Ansprechpartner uneingeschränkt?
2. Interessieren sie sich mehr für mein emotionales und physisches Wohl als für meinen Partner oder für die Beziehung?

3. Verstehen sie die Gewaltdynamik, und ist ihnen bewusst, dass es verschiedene Formen von Gewalt gibt?
4. Sind sie vertrauenswürdig und respektvoll? Kann ich davon ausgehen, dass sie meine Informationen vertraulich behandeln?
5. Weisen sie mich auf meine Stärken hin? Geben sie mir Bestätigung und Selbstvertrauen?
6. Sind sie zuverlässig? Kann ich darauf bauen, dass sie in vernünftigem Rahmen verfügbar sind, wenn ich sie brauche?
7. Kann ich die Beratung jederzeit in Anspruch nehmen? (Kann ich sie mir leisten, falls Kosten damit verbunden sind? Kann ich problemlos dorthin gelangen? Gibt es eine Warteliste?)

Kriterien für eine adäquate Unterstützung, die Sie zusätzlich sehen:

____

____

____

____

____

____

In der nachfolgenden Tabelle haben wir einige Anlaufstellen aufgeführt, die Unterstützung und/oder Beratung anbieten. Versehen Sie das betreffende Kästchen mit einem Häkchen, wenn Sie positive Erfahrungen damit gemacht haben. Versehen Sie es mit einem X, wenn Ihre Erfahrungen negativ waren. Und lassen Sie das Kästchen frei, wenn Sie bisher noch keinen Kontakt zu den

Personen oder Diensten hatten. Machen Sie sich in der Rubrik daneben Notizen, ob und warum die Unterstützung oder Beratung hilfreich oder wenig hilfreich war. Wir haben festgestellt, dass einige Frauen mit bestimmten Personen in einer der Anlaufstellen gute und mit einem anderen Ansprechpartner in der gleichen Organisation schlechte Erfahrungen gemacht haben. Sollte das auch auf Sie zutreffen, machen Sie bitte einen entsprechenden Vermerk.

Hier ein Musterbeispiel: Jane berichtet, dass ihr Hausarzt nicht richtig zuhört und sehr schnell mit Patentlösungen bei der Hand ist. Sie zögert, sich ihm vollumfänglich anzuvertrauen. Celia findet, dass ihr Arzt sie hervorragend unterstützt, aufmerksam zuhört und sich aufrichtig für ihr mentales und physisches Wohl zu interessieren scheint.

Jane würde ein X neben ihren »Arzt« machen und Celia vermutlich ein Häkchen. Jane würde in der Rubrik daneben vermerken, dass er sie nicht ernst genommen und ihre Probleme bagatellisiert hat, während Celia notieren würde, dass ihr Arzt ihr das Gefühl vermittelt, dass er ihr glaubt und sie Unterstützung verdient.

Auswertung der Hilfs- und Unterstützungsangebote

Potenzielle Anlaufstellen	**Waren die Ansprechpartner und die Unterstützung hilfreich oder nicht?**
○ Frauenhaus	
○ Beratung für Opfer häuslicher oder sexualisierter Gewalt	
○ Fraueninformationszentrum	

○ Gruppentherapie für Frauen	
○ Gruppentherapie für Mütter oder Kinder	
○ Familie	
○ Freunde	
○ Beratungsdienste für MigrantInnen	
○ Arzt oder Gesundheitsdienste	
○ Psychiatrische Versorgung	
○ Suchtberatung	
○ Rechtsanwalt	
○ Polizei	
○ Arbeitsplatz (Vorgesetzte / Kollegen)	
○ Berufliche Aus- und Weiterbildung	
○ Kinderbetreuung	
○ Schulen der Kinder	
○ Freizeitzentren, Vereine oder Sportclubs	
○ Sozialeinrichtungen und Sozialarbeiter	
○ Tafel / Städtische Essensausgabe	
○ Kirche / Glaubensgemeinschaft	
○ Spirituelle / religiöse Führer	
○	
○	
○	
○	

Nehmen Sie sich Zeit, um die Liste mit den potenziellen Anlaufstellen genau anzuschauen. Notieren Sie, welche hilfreich oder wenig hilfreich waren. Überlegen Sie, wie man Ihnen und den

Herausforderungen begegnet ist, mit denen Sie konfrontiert sind. Gab oder gibt es Hindernisse, beispielsweise Wartelisten, respektlose Ansprechpartner, fehlende Kinderbetreuung und so weiter, die Sie davon abhalten, Hilfsangebote in Anspruch zu nehmen oder zu einer Anlaufstelle zurückzukehren?

Nehmen Sie sich nun bitte die Tabelle noch einmal vor und versehen Sie die Personen und Anlaufstellen mit einem Stern, die Ihnen immer wieder positive und verlässliche Hilfe und Unterstützung geboten haben.

Wie viele Sterne haben Sie vergeben? Nur wenige oder gar keinen? Das ist keineswegs ungewöhnlich; adäquate und verlässliche Unterstützung zu finden, kann schwierig sein. Vielleicht wäre das ein guter Zeitpunkt, Ihr unterstützendes Netzwerk auszuweiten. Befinden sich Personengruppen oder Dienste auf der Liste, an die Sie sich wenden könnten? Wir wissen, dass es nicht immer leicht ist, den Kontakt herzustellen. Es gibt etliche Hürden, die verhindern, dass gewaltbetroffene Frauen die Hilfe erhalten, die sie brauchen.

Mit welchen Hindernissen muss ich rechnen?

Beim Ausfüllen der Tabelle haben Sie vielleicht festgestellt, dass Sie bei der Suche nach positiver Unterstützung auf Hürden gestoßen sind. Sie sind nicht die Einzige, die diese Erfahrung macht. Manche dieser Hürden sind auf die Einschränkungen zurückzuführen, die Ihnen Ihr Partner auferlegt. Wenn er beispielsweise Ihren Zugang zu Telefon, Auto, Kinderbetreuung oder Bargeld beschränkt, kann es schwieriger sein, sich Hilfe zu verschaffen. Viele Frauen können sich keine Beratung bei einem Rechtsanwalt leisten oder haben keinen Zugriff auf das Auto, um eine Freundin zu besuchen, die moralischen Beistand leistet. Gewalttätige Männer arbeiten darüber hinaus oft mit Drohungen, um die Inanspruchnahme bestimmter Dienste zu verhindern, beispielsweise das Einschalten der Polizei. Vielleicht besteht Ihr Partner darauf, Sie zu sämtlichen Terminen zu begleiten, sodass Sie nicht offen über die Gewaltsituation sprechen können.

Ich war wegen meinen Depressionen in ärztlicher Behandlung. Der Hauptgrund für die Depressionen war die Gewalttätigkeit meines Partners, aber er begleitete mich zu allen Terminen. Er ließ mich nie allein gehen. Im Beisein des Doktors tat er so, als würde er sich große Sorgen um mich machen. Er kam jedes Mal mit, sodass ich nicht sagen konnte, was wirklich los war.

Juliet

Es gibt noch weitere Hindernisse, die den Zugang zu Hilfsangeboten erschweren. Frauen müssen oft lange Wartelisten oder Wartezeiten in Kauf nehmen, wenn sie sich einer Selbsthilfegruppe anschließen, sich für eine Schulung anmelden oder gemeinsam mit ihren Kindern einen Termin bei einer Familienberatung machen möchten. Manchmal fehlen die erforderlichen Voraussetzungen, die zur Inanspruchnahme einer Dienstleistung berechtigen (zum Beispiel kostenlose Rechtsberatung). Und manchmal fühlen sie sich so schlecht behandelt, dass der erste Besuch bei einem Berater oder bei einer Anlaufstelle auch der letzte war.

Andere Barrieren haben mit der Angst vor dem Unbekannten zu tun. Der Gedanke, sich in ein Frauenhaus oder Frauenschutzzentrum zu begeben, kann beklemmend sein. Die meisten Menschen verspüren ein leises Unbehagen, wenn sie zum ersten Mal einen Ort aufsuchen, von dem sie nicht wissen, was sie erwartet – aber Frauen finden dort in der Regel Zuflucht und Unterstützung. Auch wenn es Angst macht, es kann sich lohnen diese Möglichkeit in Betracht zu ziehen! Eine weitere Hürde könnte das Gefühl sein, dass Sie nicht »in das typische Raster« einer Frau passen, die Partnergewalt ausgesetzt ist, und deshalb glauben, keinen Anspruch auf Beratung und Unterstützung zu haben. Frauen, die nicht körperlich misshandelt wurden, sind oft der Meinung, sie hätten keine Chance, in einem Frauenhaus unterzukommen oder bei einer Beratungsstelle für die »Opfer häuslicher Gewalt« Gehör zu finden.

Wenn Sie aufgrund der Partnergewalt erschöpft sind oder sich für die Situation schämen, in der Sie sich befinden, oder wenn Sie in der Vergangenheit schlechte Erfahrungen mit einer Anlaufstelle gemacht haben, können auch diese Hürden Sie daran hindern, professionelle Hilfe zu suchen. Einige Frauen haben berichtet, dass sie sich dafür schämen, was bei ihnen zu Hause passiert, und daher lieber schweigen. Sie sagen, es sei ihnen peinlich, dass sie so etwas »zulassen«. Hoffentlich haben Sie inzwischen erkannt, dass von »zulassen« keine Rede sein kann; Tatsache ist vielmehr, dass Sie sich auf verschiedene Arten gegen die Übergriffe wehren. Manchmal verzichten Frauen auf Hilfe und Beratung, weil sie ihren Partner nicht bloßstellen wollen, aber es ist keine Schande, wenn Sie sagen, was Sache ist. Sein Verhalten ist schändlich, nicht aber die Entscheidung, mit jemandem darüber zu reden.

Hilfe und Unterstützung in Anspruch zu nehmen, kann verwirrend sein. Sie haben vielleicht das Gefühl, von einer Stelle zur nächsten weitergeleitet oder »durchgereicht« zu werden, ohne dass Sie Gehör finden oder man auf Ihre Bedürfnisse eingeht. Es ist nicht leicht, sich den Weg durch das Labyrinth der Dienstleistungen zu bahnen, um adäquate Unterstützung zu erhalten.

Es kann frustrierend sein, sich verbiegen zu müssen, um die Kriterien für ein Hilfsprogramm zu erfüllen, nur um dann herauszufinden, dass die Wartezeit vier Monate beträgt. Sie fühlen sich vielleicht überfordert von den Tücken des Rechtssystems, vom Umgang mit Wohlfahrtseinrichtungen, Jugendämtern oder psychiatrischen Diensten. Sie haben sich vermutlich nie vorgestellt, dass Sie diese Dienste jemals in Anspruch nehmen müssten. Sie sind gezwungen, viele Bälle gleichzeitig in der Luft zu halten, mehr als ein Mensch allein zu bewältigen vermag. Deshalb sollten Sie die Last nicht allein tragen. Auch wenn Menschen Sie enttäuschen oder nicht »kapieren«, was los ist, möchten wir Sie ermutigen, nach adäquaten Hilfs- und Unterstützungsangeboten Ausschau zu halten – einfach deshalb, weil Sie es verdienen.

Warum ist es so schwierig, gute Anlaufstellen zu finden?

Frauen finden oft nur wenig Unterstützung, die wirklich hilfreich ist. Einige Dienste oder Ansprechpartner bemühen sich, von Nutzen zu sein, erweisen sich dann aber als Enttäuschung oder verschlimmern die Situation noch. Hier einige Beispiele:

Yan Wha nimmt ihren ganzen Mut zusammen und ruft die Polizei, nachdem ihr Mann wieder einmal gewalttätig geworden ist. Als die Streifenpolizisten eintreffen und sie zum Tathergang befragen, hat sie das Gefühl, ins Kreuzverhör genommen zu werden. Da sie keine sichtbaren Verletzungen vorweisen kann, stößt sie auf Skepsis. Yan Wha fleht sie an, ihren Mann in Gewahrsam zu nehmen. Nachdem sich die Ordnungshüter seine Version der Geschichte angehört haben, wird je-

doch klar, dass sie ihm Glauben schenken; er bleibt unbehelligt. Es wäre angemessen gewesen, ihr zu glauben und den gewalttätigen Ehemann der Wohnung zu verweisen oder Yan Wha an einen geschützten Ort zu bringen.

Nachdem Beth eine ganze Nacht lang den unerbittlichen Beschimpfungen ihres Mannes ausgesetzt war, sucht sie in ihrer Not den Gemeindepfarrer auf. Zum ersten Mal wagt sie einem Menschen zu offenbaren, wie sehr sie unter der häuslichen Situation leidet. Der Pfarrer scheint aufrichtig besorgt zu sein, und sie vertraut ihm mehr an, als sie beabsichtigt hat. Der Pfarrer verspricht, ihr zu helfen, und betet gemeinsam mit ihr. Als sich Beth von ihm verabschiedet, fühlt sie sich besser. Ein paar Tage später kommt ihr Mann früher nach Hause und ist wutentbrannt: Der Pfarrer ist an seinem Arbeitslatz aufgetaucht und hat ihn mit dem Verhalten gegenüber seiner Frau konfrontiert. Obwohl Beth ihn nicht ausdrücklich um Diskretion gebeten hat, hätte er sie wahren müssen. Das eigenmächtige Vorgehen des Geistlichen war gut gemeint, stellte jedoch ein Risiko für Beth dar.

Sarah ist mit einem übergriffigen Mann verheiratet und denkt über Trennung nach. Sie beschließt, professionelle Hilfe in Anspruch zu nehmen, um moralischen Beistand zu finden und Klarheit in ihre komplexe häusliche Situation zu bringen. Sie sucht einen Therapeuten auf, der ihr von einer Freundin empfohlen wurde. Dieser schlägt vor, dass sie beim nächsten Mal ihren Mann mitbringt. Es folgen eine Reihe von Eheberatungssitzungen mit dem Ziel, die Beziehung zu kitten. Sarah erhält zahlreiche Ratschläge für den Umgang mit Konflikten und Wut in ihrer Beziehung. Der Therapeut erklärt ihr, dass Meinungsverschiedenheiten in jeder Beziehung vorkommen und sie lernen muss, eine angemessene Streitkultur zu entwickeln. Er deutet an, dass die Unfähigkeit, mit der Wut ihres Mannes umzugehen, auf ihre Kindheit und das

Verhältnis zu ihrem Vater zurückzuführen sei, der ebenfalls zu Wutausbrüchen neigte.

Sarah weiß aus Erfahrung, dass sie Gefahr läuft, von ihrem Mann verbal oder tätlich angegriffen zu werden, wenn sie es wagt, ihren Standpunkt zu behaupten. Dazu kommt, dass sich der Therapeut auf Sarah als Ursache des Problems fokussiert und sie weder bestätigt noch stärkt. Und da er nicht die Gewalttätigkeit, sondern die Wut als das eigentliche Problem betrachtet, werden die Folgen der Übergriffe ignoriert.

Diese Beispiele sollen Sie nicht entmutigen, sondern einfach zeigen: Wenn Sie bisher noch keine adäquate Hilfe und Unterstützung erhalten haben, ist das nicht Ihre Schuld. Genau das zu finden, was Sie brauchen, ist nicht einfach. Erwägen Sie daher, das Spektrum der potenziellen Anlaufstellen zu erweitern, auch wenn es schwierig sein kann. Sie wissen, dass Sie unter Umständen ein Risiko eingehen, wenn Sie jemandem erzählen, in was für einer Situation Sie sich befinden. Sie wissen nicht, ob man Ihnen glaubt und ob Ihr Ansprechpartner verlässlich und vertrauenswürdig ist.

Am besten ist es, sich wie ein kluger Konsument zu verhalten, wenn es darum geht, die Spreu vom Weizen zu trennen. Wenn ein Verkäufer Sie unfreundlich behandelt, tun Sie gut daran, das nächste Mal anderswo einzukaufen. Und wenn Ihnen jemand, der sich für Sie und Ihre Belange einsetzen sollte, keine Unterstützung bietet, steht es Ihnen frei, sich anderswo danach umzuschauen.

Es liegt auf der Hand, dass es nervenaufreibend sein kann, diese Empfehlung in die Tat umzusetzen. Es ist wesentlich schwieriger, den Hausarzt oder die Glaubensgemeinschaft zu wechseln als die eigenen Kaufgewohnheiten. Doch letztlich ist es besser für Sie, sich adäquate Unterstützung zu suchen. Manchmal erweisen sich bestimmte Personen oder Anlaufstellen als Sackgasse. Vielleicht bekundet Ihr Chef wenig Empathie für Ihre Situation, aber vorerst besteht keine Möglichkeit, den Arbeitsplatz zu wechseln. Auch in puncto Familienangehörige haben Sie keine Wahl. Sie können Ihre Eltern und Geschwister nicht gegen solche eintauschen, die Ihnen mehr Verständnis oder Unterstützung entgegenbringen. Wenn Sie überlegen, wie hilfreich oder wenig hilfreich die Personen sind, die Sie nicht vollständig aus Ihrem sozialen Umfeld verbannen können, lässt sich die Rolle, die sie künftig in Ihrem Leben spielen sollten, realistischer einschätzen. Wenn Ihr Chef Sie nicht unterstützt, macht es wenig Sinn, sich überhaupt an ihn zu wenden, wenn Sie Hilfe brauchen. Ihre Kollegen wären in diesem Fall vielleicht die besseren Ansprechpartner. Wenn Ihre Geschwister Sie ständig kritisieren, sollten Sie in Erwägung ziehen, weniger Zeit mit ihnen zu verbringen, zumindest zeitweilig. Sie befinden sich gerade in einer extrem schwierigen Lebensphase. Vergeuden Sie Ihre ohnehin begrenzte Energie nicht mit Menschen, die nicht fähig oder nicht bereit sind, Sie nach besten Kräften zu unterstützen.

Wo finde ich die richtige Hilfe und Unterstützung?

Es ist schwierig, aber nicht unmöglich, adäquate Hilfe und Unterstützung zu finden. Wir arbeiten seit Jahren in diesem Bereich und haben die Erfahrung gemacht, dass es zahlreiche Anlaufstellen gibt, die sich mit Nachdruck für gewaltbetroffene Frauen einsetzen und verstehen, worum es geht. Sie sind fachlich gerüstet und gewillt, Ihnen mit Rat und Tat zur Seite zu stehen. Bitte geben Sie nicht auf, wenn Sie bisher die eine oder andere schlechte Erfahrung gemacht haben.

Sierra hat Zuflucht in einem Frauenhaus gefunden und braucht vorübergehend finanzielle Unterstützung für sich und ihre drei Kinder. Als sie bei der zuständigen Sachbearbeiterin vom Sozialamt vorspricht und ihre Situation schildert, ist sie schockiert über deren rüdes und übergriffiges Verhalten. Sie muss zahlreiche bohrende Fragen beantworten, die nach ihrem Empfinden zu weit gehen, und hat am Ende das Gefühl, verächtlich behandelt und beschämt zu werden. Sie ist unsicher, ob sie hier wirklich Hilfe findet, und befürchtet, gezwungen zu sein, zu ihrem Partner zurückzukehren. Als Sierra ihrer Betreuerin im Frauenhaus von der Erfahrung mit dem Sozialamt berichtet, bietet ihr diese an, sie zum nächsten Termin zu begleiten. Sierra ist erleichtert und dankbar für die Unterstützung.

Die richtige Anlaufstelle oder Person zu finden, die bereit ist, die Situation gemeinsam mit Ihnen zu klären und sich für Sie einzusetzen, kann sehr hilfreich sein. Sierra hat Zuflucht in einem Frauenhaus gefunden, aber auch, wenn Sie diesen Schritt nicht in Erwägung ziehen, können Sie unter Umständen Dienste in Anspruch nehmen, die Sie bei der Lebensorganisation und Neuorientierung unterstützen. Dazu gehören beispielsweise Informationen über Therapieprogramme, Beratungsmöglichkeiten, Selbsthilfegruppen, Unterhaltsleistungen für Ihre Kinder, Rechtsanwälte und den Umgang mit Ämtern. Sie können auch Kontakt zu einem Frauenkommunikationszentrum in Ihrer Umgebung oder einem christlichen Frauen- und Mütterverein aufnehmen. Oder Sie wenden sich an den Frauennotruf, der auf Krisenintervention spezialisiert ist, rund um die Uhr besetzt ist und Ihnen weiterhilft (Telefonnummern finden Sie im Internet).

Selbsthilfegruppen und der Kontakt zu Frauen, die ähnliche Erfahrungen gemacht haben, können unschätzbar wertvoll sein. Viele Teilnehmerinnen an unseren Gruppen haben uns gestanden, dass sie am ersten Abend ziemlich nervös waren. Sie befürchteten, nicht in die Gruppe zu passen oder vor Aufregung kein Wort herauszubringen. Doch am Ende der Sitzung versicherten sie uns, wie sehr sie die Unterstützung und Fürsorge zu schätzen wissen, die sie in dieser Runde erfahren. Für manche sind Selbsthilfegruppen ein »Rettungsanker«. Sie tragen zu der Erkenntnis bei, dass die Frauen nicht allein sind und dass sie weder verrückt noch für die Partnergewalt verantwortlich sind. Wenden Sie sich an das nächstgelegene Frauenhaus oder an ein Frauenkommunikationszentrum, wenn Sie wissen möchten, ob es in Ihrer Umgebung Selbsthilfegruppen für gewaltbetroffene Frauen gibt.

Die Dienste, nach denen Sie Ausschau halten sollten, sind oft als Anlaufstellen für Frauen gekennzeichnet, die mit »Beziehungsgewalt«, »häuslicher Gewalt« oder »Gewalt in der Familie« konfrontiert sind. Diese Bezeichnungen deuten auf physische Übergriffe hin, was vielleicht nicht Ihren Erfahrungen entspricht, aber die Berater und Therapeuten, die in diesem Bereich tätig sind, wissen, dass es verschiedene Formen von Gewalt gibt, die ausnahmslos ernst genommen werden sollten.

Auch das Internet kann eine gute Informationsquelle sein. Wenn Sie einen Computer oder mobile Geräte benutzen, auf die auch Ihr Partner Zugriff hat, sollten Sie darauf achten, den Suchverlauf zu löschen oder zu verbergen. Einige Frauen ziehen es vor, den Rechner einer Freundin oder in einer öffentlichen Bibliothek zu benutzen, damit der Partner die Spuren ihrer Web-Aktivitäten nicht nachverfolgen kann.

Einige Frauen, die Gewalt erfahren, haben darüber hinaus noch mit Drogen- oder Arzneimittelmissbrauch oder mit psychischen Problemen zu kämpfen. Falls das auf Sie zutrifft, müssen Sie vermutlich noch größere Hindernisse überwinden, um adäquate Hilfe und Unterstützung zu finden. Viele Anlaufstellen setzen voraus, dass Sie zunächst Ihre Sucht »in den Griff bekommen«, bevor Sie ihre Hilfe in Anspruch nehmen können. Wie wir im vierten Kapitel festgestellt haben, besteht aber ein Zusammenhang zwischen den Auswirkungen der Partnergewalt und der Entwicklung einer Drogen- oder Medikamentenabhängigkeit oder einer psychischen Störung. Viele Frauen, die unter Depressionen oder Panikattacken leiden, berichten, dass die mentalen Probleme eine Folge der Partnergewalt sind. »Einige Leute bezeichnen sie als psychische Erkrankung. In meinen Augen handelt es sich aber um Symptome der Partnergewalt«, erklärte eine der betroffenen Frauen. Selbst wenn Sie schon vor Beginn der Beziehung mentale Probleme hatten, ist Ihnen vielleicht aufgefallen, dass sich die Symptome infolge der Gewalterfahrung verschlimmert haben.

Vielleicht trinken Sie zu viel Alkohol oder greifen zu Drogen/Medikamenten, um den Schmerz zu betäuben oder der Angst und Sorge zu entfliehen, die mit der gewaltbelasteten Beziehung einhergehen. Ein gewalttätiger Partner nötigt oder zwingt Sie unter Umständen sogar, mit ihm gemeinsam zu trinken oder Drogen zu nehmen, was Ihnen sicherer erscheint, als Widerstand zu leisten. Aus welchen Gründen auch immer, Sie sollten sich bewusst machen, dass Sie Ihr Bestes tun, um Ihre existentiell bedrohliche Situation zu bewältigen.

Leider erkennen nicht alle Anlaufstellen diese Verbindung, sodass Sie möglicherweise nur beschränkten Zugang zu Therapieangeboten erhalten. Vielleicht haben Sie aber auch Angst, jemandem Ihre Abhängigkeit von Drogen/Medikamenten oder die mentalen Folgen der Gewalterfahrung zu schildern, weil Sie befürchten, dass man Ihnen dann die Kinder wegnimmt. Oder Sie schämen sich, einzugestehen, dass Sie zu Suchtmitteln oder verschreibungspflichtigen Medikamente greifen, um Ihre Situation überhaupt ertragen zu können. Fassen Sie Mut! Sie müssen vielleicht ein wenig Zeit und Mühe investieren, um eine Organisation oder fachlich versierte Ansprechpartner zu finden, die in der Lage sind, die Verbindung zwischen Drogen-/Medikamentenabhängigkeit, mentaler Gesundheit und Gewalterfahrung herzustellen, aber es ist möglich.

Viele Frauen möchten vorab juristische Informationen sammeln, um sich selbst und ihre Kinder zu schützen, für den Fall, dass sie irgendwann entscheiden, die Beziehung zu beenden. Freunde und Familienangehörige können Ratschläge erteilen, aber die Rechtslage ist ziemlich kompliziert. Die Empfehlungen mögen gut gemeint sein, beruhen aber bisweilen auf Fehlinformationen. Falls Ihr Partner droht, rechtliche Schritte einzuleiten, um Sie einzuschüchtern, sollten Sie sich unbedingt von einem Experten beraten lassen. Es ist wichtig für Sie, Ihre Rechte zu kennen, vor allem, wenn Kinder beteiligt sind. Informationen, wo Sie eine kostenlose Rechtsberatung oder Rechtshilfe erhalten, finden Sie unter anderem auch im Internet. (Für eine kostenlose Beratung brauchen Sie einen Beratungshilfeschein, den es bei den Rechtsantragstellen der Amtsgerichte gibt.)

Wie plane ich die Zukunft?

Zukunftspläne zu schmieden kann schwierig sein. Ein Teil des Problems könnte darin liegen, dass die Übergriffe Ihres Partners Sie auslaugen und aus dem Gleichgewicht bringen. Deshalb schaffen Sie unter Umständen kaum mehr, als mit Mühe und Not den Tag zu überstehen. Einige Frauen werden durch die Drohungen ihres Partners auf der physischen, ökonomischen oder sozialen Ebene davon abgeschreckt, eine Neuorientierung auch nur in Betracht zu ziehen. Solche Barrieren haben einen lähmenden Effekt, vielleicht auch auf Sie.

Wir möchten Sie dennoch anspornen, so oft wie möglich über Ihre Zukunft nachzudenken. Es mag im Augenblick schwierig sein, sich eine räumliche Trennung ernsthaft vorzustellen, doch irgendwann könnte der Zeitpunkt kommen. Es ist wesentlich schwieriger, die notwendigen Schritte einzuleiten, wenn Sie sich in einer akuten Krise befinden; deshalb ist es von Vorteil, Ihre Optionen schon im Vorfeld zu ermitteln. Einen Plan zu haben bedeutet nicht, dass Sie ihn umsetzen müssen. Sagen Sie sich beispielsweise: »Sollte ich es nicht mehr aushalten, weiß ich, wo ich fürs Erste unterkommen könnte.«

Vielleicht denken Sie auch darüber nach, sich endgültig von Ihrem Partner zu trennen. Wenn Sie dieses vielschichtige Problem überfordert, kann es leichter sein, es in kleinere, realisierbare Schritte zu unterteilen. Beginnen Sie damit, Ressourcen und Informationen zu sammeln. Einen Rechtsanwalt aufzusuchen und sich beispielsweise über Schutzmöglichkeiten für Ihre Kinder und Ihre finanzielle Zukunft beraten zu lassen, ist ein guter erster Schritt. Es ist klug, Ihrem Partner nichts davon zu erzählen, auch wenn Sie das Gefühl haben, ihn zu hintergehen, weil Sie ihm diese Informationen vorenthalten. Denken Sie daran, dass ihm seine eigenen Wünsche und Bedürfnisse viel wichtiger sind als die seiner Kinder (siehe siebtes Kapitel). Im Falle einer Trennung wird er in erster Linie auf sein eigenes Wohl achten. Sie können sich also nur auf sich selbst verlassen, was Ihre und die Interessen Ihrer Kinder betrifft. Der Besuch bei einem Anwalt ist ein wichtiger Schritt, der dem Schutz Ihrer Kinder und Ihrer eigenen Person dient.

Jede Frau befindet sich in einer einmaligen Situation und muss bei der Planung ihrer Zukunft unterschiedliche Faktoren bedenken. Deshalb haben wir nur einige konkrete, allgemeingültige Planungspunkte aufgelistet. Schauen Sie sich diese an und entscheiden Sie, welche für Sie relevant sein könnten.

Wenn Sie mit Ihrem Partner zusammenleben

- Überlegen Sie, wohin Sie gehen würden, wenn Sie ausziehen sollten, auch wenn Sie glauben, das nicht tun zu müssen. Und wohin würden Sie sich wenden, wenn Plan A nicht aufgeht?
- Denken Sie darüber nach, wie Sie das Haus im Notfall sicher verlassen könnten. Welche Türen, Fenster, Fahrstühle, Treppen oder Feuerleitern könnten Sie benutzen?
- Bewahren Sie Ihre Geldbörse, Ihr Handy und Ihre Autoschlüssel immer griffbereit auf, für den Fall, dass es schnell gehen muss.
- Weihen Sie Ihre Nachbarn so weit wie nötig ein; bitten Sie sie, die Polizei zu benachrichtigen, falls sie verdächtige Geräusche in Ihrer Wohnung hören.
- Bringen Sie Ihren Kindern die Polizei-Notrufnummer bei.
- Vereinbaren Sie mit Kindern oder Freunden ein Codewort, damit sie erkennen, wann sie Hilfe holen sollen.
- Wenn Sie mit einer Gewalteskalation rechnen, sollten Sie Badezimmer, Garage, Küche und andere Bereiche, in denen sich Gegenstände in Griffweite befinden, die als Waffe dienen könnten, oder Räume ohne Ausgang ins Freie meiden.
- Benutzen Sie Ihren gesunden Menschenverstand und Ihre Intuition. Wenn die Situation existenziell bedrohlich wird, kann

es besser sein, sich dem Willen des Partners zu beugen, um die Lage zu entschärfen. Tun Sie, was Sie für notwendig halten, um sich zu schützen, bis Sie sich außerhalb der Gefahrenzone befinden.

Wenn Sie ernsthaft über eine Trennung nachdenken

- Eröffnen Sie ein eigenes Bankkonto.
- Denken Sie darüber nach, sich einen Job zu suchen, falls Sie derzeit nicht berufstätig sind.
- Erkundigen Sie sich nach Schulungs- oder Weiterbildungsangeboten.
- Informieren Sie sich über Hilfsangebote an Ihrem Wohnort (beispielsweise kostenlose Essensausgabe).
- Sprechen Sie mit den Mitarbeiterinnen eines Frauenhauses.
- Überlegen Sie, bei welchen Familienangehörigen und Freunden Sie Unterstützung und Hilfe finden würden.
- Halten Sie nach einer bezahlbaren Mietwohnung Ausschau oder prüfen Sie die Optionen für eine Sozialwohnung.
- Hinterlegen Sie Kopien von wichtigen Dokumenten, Schlüssel, Kleidung und Geld bei Freunden oder Familienangehörigen.
- Übertragen Sie wichtige Dateien von gemeinsam genutzten Rechnern auf eine externe Festplatte oder einen USB-Speicherstick (zum Beispiel Fotos, Einkommensteuer-Unterlagen, Kontakte). Löschen Sie alle Ihre Daten, die nicht im Rechner bleiben sollten.
- Behalten Sie die Telefonnummer von wichtigen Kontakten bei sich oder prägen Sie sich diese ein.

Wenn die Trennung erfolgt ist

- Wechseln Sie die Schlösser an den Eingangstüren aus. Bringen Sie zusätzliche Schließmechanismen, Fenstergitter oder Bolzen an den Türen an, um sie noch sicherer zu versperren.
- Erwägen Sie den Einbau eines Sicherheitssystems.
- Ändern Sie die Passwörter bei wichtigen Online-Accounts (zum Beispiel E-Mail, Bankkonten, Facebook).
- Richten Sie eine Rufnummernerkennung ein, falls nicht schon vorhanden.
- Vergewissern Sie sich, dass Sie nicht über Ihr Mobiltelefon zu orten sind (indem Sie die Tracking-Funktion ausschalten).
- Falls Sie bisher einen Familien-Handyvertrag hatten, sollten Sie die Anschaffung eines eigenen Handys samt Vertrag in Betracht ziehen.
- Prüfen Sie bei Ihrem Mobilfunkanbieter, ob es noch andere Sicherheitsmaßnahmen gibt.
- Bringen Sie Ihren Kindern bei, wie Sie per Handy zu erreichen sind, für den Fall, dass Ihr Partner sich nicht an Umgangsvereinbarungen hält.
- Klären Sie die Betreuer Ihrer Kinder darüber auf, dass es Ihrem Partner nicht gestattet ist, sie abzuholen; geben Sie ihnen eine Liste mit den Namen derjenigen Personen, die dazu berechtigt sind.
- Informieren Sie Freunde und Nachbarn, dass Ihr Partner nicht mehr bei Ihnen wohnt und sie die Polizei benachrichtigen sollen, falls er in der Nähe Ihres Hauses gesichtet wird.
- Planen Sie im Voraus, was Sie tun könnten, wenn Sie deprimiert sind und mit dem Gedanken spielen, zu Ihrem Partner zurückzukehren.
- Überlegen Sie, an welche Freunde oder Familienangehörige

Sie sich wenden könnten, wenn Sie dringend Unterstützung brauchen.
- Entwickeln Sie einen konkreten Plan, um sich bestmöglich zu schützen, wenn Sie mit Ihrem Partner kommunizieren oder sich mit ihm treffen müssen.

Vielleicht fühlen Sie sich nun überwältigt angesichts all dessen, was Sie tun können, um Hilfe und Unterstützung zu bekommen oder einen Neuanfang zu wagen. Versuchen Sie, nicht zu viel auf einmal in Angriff zu nehmen. Fragen Sie sich, was Sie jetzt schon tun könnten, um sich mehr Unterstützung zu sichern und für die Zukunft vorzusorgen. Eine Teilnehmerin unserer Selbsthilfegruppen erklärte beispielsweise, dass es sinnvoll wäre, ihren Autokredit schnellstmöglich abzubezahlen und sich danach ein preisgünstigeres Fahrzeug zuzulegen, um von ihrem Partner finanziell unabhängig zu werden. Sie hatte noch nicht entschieden, sich von ihm zu trennen, aber dessen ungeachtet das Bedürfnis, schuldenfrei zu werden. Das war ein realisierbarer erster Schritt, um eine Trennung einfacher zu machen. Es bedeutete aber nicht, dass sie ihren Partner verlassen *musste*.

Frauen entdecken bei solchen Überlegungen manchmal ganz neue Möglichkeiten, sich mehr Unterstützung zu verschaffen, oder eröffnen sich Handlungsspielräume, die keine Entscheidung erzwingen, ob sie die Beziehung fortsetzen oder beenden. Jeder noch so kleine Schritt, den Sie tun, um eine neue Lebensperspektive zu entwickeln, fällt dabei ins Gewicht. Einige der Schritte sind für Außenstehende unsichtbar. Sie haben mehr mit Ihren Gedanken und Gefühlen zu tun als mit handfesten Maßnahmen, die Sie ergreifen. Frauen, die diesen Prozess der Neuausrichtung aus eigener Anschauung kennen, haben bestätigt, dass diese Strategie der kleinen Schritte, beispielsweise eine Änderung der Denkweise über sich selbst und ihre Situation, einen großen Unterschied bewirkt hat. Wenn Ihnen klar wird, dass Sie sich in einer außerordentlich schwierigen Lage befinden und jedwede Hilfe und positive Bestätigung verdienen, ist der erste wichtige Schritt bereits gemacht.

Wir haben großes Mitgefühl mit gewaltbetroffenen Frauen, denn wir wissen, dass ihre Situation wirklich schwierig ist und in hohem Maß zu sozialer Isolation beiträgt. Sie verdienen die bestmögliche Hilfe und Unterstützung. Wir hoffen, dass Ihnen dieses Kapitel einige nützliche Informationen bieten konnte, wie Sie sich diese verschaffen. Brechen Sie das Schweigen. Suchen Sie sich Verbündete, die an Ihrer Seite kämpfen.

10. Soll ich meinen Partner verlassen?

Ich dachte viel darüber nach, zu gehen, aber meine Gefühle waren zwiespältig. Ich liebte Michael noch, aber wie er mich behandelte, war inakzeptabel. Außerdem befürchtete ich, die Schande einer Trennung nicht zu verkraften. Und, vielleicht noch wichtiger, ich hatte Angst vor dem Alleinsein. Eine der Auswirkungen von Michaels Gewaltverhalten war, dass es mir entschieden an Selbstwertgefühl mangelte. Ich war überzeugt, dass kein anderer Mann je wieder mit mir zusammen sein wollte. Ich hatte das Gefühl, Michael sei meine einzige Chance, zu heiraten und eine Familie zu gründen. An der gewaltbelasteten Beziehung festzuhalten, war keine wünschenswerte Option, aber im Fall einer Trennung musste ich damit rechnen, für den Rest meines Lebens allein zu bleiben. Das Dilemma, in dem ich mich befand, überforderte mich.

Kate

Seit Sie dieses Buch in den Händen halten, haben Sie hart daran gearbeitet, Ihre Beziehung genauer unter die Lupe zu nehmen. Sie haben die verschiedenen Formen der Gewalt, die Ihr Partner anwendet, und deren Auswirkung auf Sie und – sofern vorhanden – Ihre Kinder erforscht. Die sorgfältige Überprüfung seiner Überzeugungen und Verhaltensmuster hat vielleicht zu der Überlegung geführt, ob Sie ihn verlassen sollten. Sich diese Frage zu stellen, ist schwer und schmerzlich zugleich. Sie bringt die vielschichtigen emotionalen und praktischen Aspekte einer Trennung an die Oberfläche, die Ihnen wahrscheinlich Angst und Sorge bereiten. In diesem Kapitel werden wir ihnen auf den Grund gehen.

Bleiben oder gehen?

Wenn Sie jemandem von Ihrer Beziehung erzählen, haben Sie vermutlich festgestellt, dass die erste Reaktion die Frage ist: »Wieso bleibst du überhaupt noch bei ihm?« Vielleicht fragen Sie sich das inzwischen selbst. Und falls Sie die Beziehung bereits beendet haben, zerbrechen Sie sich möglicherweise den Kopf darüber, was Sie bewogen hat, es so lange mit Ihrem Partner auszuhalten.

Unsere Gesellschaft bietet nur zwei Möglichkeiten hinsichtlich einer Partnerbeziehung: bleiben oder gehen. Entweder bleiben Sie mit Ihrem Partner zusammen oder Sie verlassen ihn. Das gilt für alle Beziehungen, nicht nur für die gewaltbelasteten. Doch offenbar hält man es für gerechtfertigt, den Frauen, die in ihrer Beziehung Gewalt erfahren, dringend die scheinbar einfachste (und oft unbedarfte) Lösung nahezulegen: die Trennung. Vielleicht fragen auch Sie sich, warum Sie bei einem Partner bleiben, der Ihnen so wenig Respekt entgegenbringt.

Wenn Sie noch an der Beziehung zu Ihrem Partner arbeiten – gleich ob Sie unter einem Dach oder getrennt leben –, kann es hilfreich sein, die Gründe aufzulisten, die in Ihren Augen für einen Erhalt der Beziehung sprechen. Wenn Sie den Absprung bereits vollzogen haben, denken Sie darüber nach, was Sie bewogen hat, so lange an der Beziehung festzuhalten.

Gründe, die für den Erhalt der Beziehung sprechen

____

____

____

____

____

____

Frauen haben uns folgende Gründe genannt, die für eine Fortsetzung der Beziehung sprechen. Vielleicht treffen einige auch auf Sie zu:

- ○ Ich liebe ihn noch.
- ○ Ich möchte nicht allein sein.
- ○ Ich nehme das Ehegelöbnis sehr ernst.
- ○ Ich möchte, dass es zwischen uns wieder so wird wie früher.
- ○ Ich habe immer noch Träume und Hoffnung für die Zukunft.
- ○ Es wäre mir peinlich, zuzugeben, dass ich misshandelt wurde.
- ○ Ich mache mir Sorgen, wie sich eine Trennung auf die Kinder auswirken könnte.
- ○ Mein Partner und ich haben gemeinsame finanzielle Verpflichtungen.
- ○ Ich weiß nicht, ob ich mich finanziell und emotional von ihm abnabeln kann.
- ○ Ich habe Angst, dass ich als Alleinerziehende überlastet bin.
- ○ Ich bin im Moment zu erschöpft und überfordert, um eine so weitreichende Entscheidung zu treffen.

○ Ich habe tief verwurzelte Werte und Vorstellungen von der Ehe und dem persönlichen Engagement in einer Beziehung.
○ Ich identifiziere mich bei Freunden, Familienangehörigen und in meinem sozialen Umfeld in hohem Maß als Frau, die Teil eines Paares ist.
○ Ich habe Angst, meine Familie zu enttäuschen.
○ Ich möchte, dass die Kinder mit einem Vater aufwachsen.
○ Ich habe Mitleid mit ihm.
○ Ich möchte mein Zuhause nicht verlieren.
○ Er ist nie handgreiflich geworden.
○ Wenigstens trinkt er nicht.
○ Er hat gedroht, sich umzubringen.
○ Er macht gerade eine Therapie. Ich warte ab, ob er sich ändert.
○ Er hat auch ein paar gute Eigenschaften, daran halte ich mich fest.
○ Er hat gedroht, mir etwas anzutun, wenn ich ihn mit den Kindern verlasse.
○ Er hat gedroht, das alleinige Sorgerecht für die Kinder zu beantragen, wenn ich ihn verlasse.

Im Allgemeinen gilt, dass Frauen die Gewalt beenden wollen, nicht zwangsläufig die Beziehung. Selbst wenn Sie sich getrennt haben, um ein gewisses Maß an Sicherheit vor den Übergriffen Ihres Partners zu erlangen, hoffen Sie vielleicht dennoch, dass er sich ändert, sodass Sie wieder mit ihm zusammenkommen können.

Es ist nachvollziehbar, dass eine Trennung – gleich ob Sie in eine eigene Wohnung ziehen, bei Freunden oder Familienangehörigen unterkommen oder für eine Weile im Frauenhaus oder in einer anderen Schutzunterkunft Zuflucht suchen – nicht unbedingt heißt, dass Sie einen Ausstieg aus der Beziehung anstreben. Es bedeutet nur, dass Sie versuchen, Ihre Erwartungen an eine sichere und respektvolle Partnerschaft auf Augenhöhe für sich selbst zu umreißen.

Sie tun, was in Ihrer Macht steht, um Klarheit über Ihre Beziehung zu gewinnen und einen Sinn darin zu sehen. Warten Sie, bis Sie innerlich bereit sind, eine Entscheidung zu treffen, die Sie für die richtige halten.

Warum fällt mir allein der Gedanke so schwer, ihn zu verlassen?

Bei der Überlegung, warum Sie an der Beziehung festhalten, sollten Sie sich auch bewusst machen, in welchem Ausmaß die Auswirkungen der Übergriffe dazu beitragen. Partnergewalt hat oft zur Folge, dass sich die Frauen ausgelaugt, überfordert und emotional verwirrt fühlen. Die Entscheidung, die Beziehung zu beenden, gehört zweifellos zu den härtesten, die Sie jemals treffen werden. Es erfordert einen gewaltigen Kraftakt, sich zu einer lebensverändernden Entscheidung durchzuringen, wenn man durch die Gewalttätigkeit des Partners erschöpft und wie gelähmt ist. Viele Frauen schildern diesen Prozess als langwierig und schmerzlich. Sie wachen nicht eines Morgens auf und sagen sich: »Mein Partner ist gewalttätig, jetzt mache ich Schluss.« Frauen, die den Absprung wagen, nehmen sich oft viel Zeit, um diesen Schritt zu durchdenken und vorauszuplanen.

Es könnte hilfreich sein, sich vor Augen zu halten, dass alle Frauen es äußerst schwierig und belastend finden, den Menschen zu verlassen, dem sie sich einmal eng verbunden gefühlt haben.

Selbst wenn der Partner nicht gewalttätig ist, kann die Aussicht, alles regeln zu müssen, was mit einer Trennung in Zusammenhang steht, erdrückend sein (Umzug, Auswirkungen auf die Kinder, Reaktionen von Freunden und Familienangehörigen, Schamgefühle, weil die Beziehung nicht funktioniert hat und so weiter). Rechnet man dann noch das Gefühl der Erschöpfung, die blank liegenden Nerven und die Ängste hinzu, die eine Beziehung mit einem gewalttätigen Mann mit sich bringt, scheint ein solches Unterfangen beinahe unrealisierbar.

Soll ich bei meinem Partner bleiben, wenn er eine Therapie macht?

Manchmal haben Frauen das Gefühl, sie müssten bei ihrem Partner bleiben, während er eine Therapie macht. Sie möchten ihm eine »faire« Chance geben, sich zu ändern. Doch erstens sollten Sie sich keine Gedanken darüber machen, ob Sie ihm gegenüber »fair« sind. Sie haben ihm vermutlich schon etliche Male die Chance gegeben, sein Verhalten zu ändern. Zweitens spricht nichts dagegen, dass Sie in dieser Zeit getrennt von Ihrem Partner leben und erst am Ende der Therapie entscheiden, ob er sich ausreichend geändert hat, um einen Neuanfang zu wagen. Möglicherweise ist er sogar stärker motiviert, an sich zu arbeiten, wenn er erkennt, dass die Beziehung dieses Mal ernsthaft auf dem Spiel steht. Nach unserer Erfahrung machen gewalttätige Männer erst dann einen nachhaltigen Versuch, sich zu ändern, wenn sie den Wert dessen erkennen, was sie zu verlieren haben.

Ihr Partner könnte versuchen, Sie davon zu überzeugen, dass er sich »ausreichend« geändert hat und Sie dafür dankbar sein sollten. Wir hoffen, dass Sie in der Lage sind, die Verhaltensveränderungen Ihres Partners aus der Perspektive Ihrer eigenen Erwartungen zu beurteilen – werfen Sie dazu noch einmal einen Blick auf die Liste der angemessenen Erwartungen in einer Partnerschaft im siebten Kapitel. Nur Sie können entscheiden, ob Sie sich in Anbetracht seiner Veränderungen in der Beziehung jetzt sicher und respektiert fühlen. Vertrauen Sie Ihrer eigenen Urteilskraft.

Zu den Fragen, die als Orientierungshilfe bei der Entscheidung dienen könnten, ob sich Ihr Partner in einem für Sie ausreichenden Maß verändert hat, gehören die folgenden:

- Habe ich die Möglichkeit, Entscheidungen in Bezug auf die Kinder, die finanzielle Situation oder das eigene Leben zu treffen, ohne Angst vor seiner Reaktion?
- Liefert er Beweise, dass ihm mein Wohl und meine Sicherheit wirklich am Herzen liegen?
- Ist es immer noch wichtig für ihn, stets im Mittelpunkt zu stehen, mir seine Überlegenheit zu demonstrieren und Privilegien einzufordern, die er glaubt zu verdienen? (Muss er beispielsweise nach wie vor das letzte Wort haben? Trifft er weitreichende Entscheidungen immer noch im Alleingang? Verhält er sich so, als wäre das sein gutes Recht?)
- Verbringt er sinnvolle Zeit mit den Kindern, ohne Bedingungen zu stellen?
- Gehört der Gewaltkreislauf ein für alle Mal der Vergangenheit an? Fühle ich mich in seiner Gegenwart sicher oder sehe ich mich nach wie vor gezwungen, einen Eiertanz aufzuführen?

Selbst wenn sich Ihr Partner nachhaltig ändert, kann im Zusammenleben ein Gefühl der Unsicherheit bleiben. Sie sollten sich nicht verpflichtet fühlen, bei ihm zu bleiben, nur weil er an sich gearbeitet hat.

Warum ist mein Partner auch nach der Trennung noch gewalttätig?

Bedauerlicherweise ist es möglich, dass Ihr Partner auch nach der Trennung an der Gewaltspirale dreht. Das liegt daran, dass sein Verhalten noch immer von dem Bestreben geprägt ist, seine Macht- und Kontrollposition zu erhalten. Wenn Sie gehen, hat er das Gefühl, seine Macht über Sie zu verlieren; deshalb nutzt er möglicherweise die drei Phasen des Kreislaufs und verschiedene übergriffige Taktiken, um die Kontrolle zurückzugewinnen. Die folgende Geschichte zeigt ein solches Vorgehen.

Elaine hat ihren gewalttätigen Partner verlassen und Unterschlupf im Haus einer Kollegin gefunden. Sie hat klugerweise beschlossen, vorläufig bei jemandem unterzukommen, den er nicht kennt. Anfangs versucht er, sie aufzuspüren, indem er bei Familienangehörigen und Freunden in den Flitterwochen-Modus umschaltet. Er äußert ihren Eltern gegenüber große Besorgnis über Elaines Verbleib und beteuert mit Nachdruck seine Kooperationsbereitschaft bei der Überwindung ihrer Beziehungsprobleme. Ein ähnliches Verhalten legt er auch beim Rest der Familie an den Tag. Als klar wird, dass Elaines Eltern nicht die Absicht haben, ihren Aufenthaltsort zu verraten, beginnt die nächste Phase des Gewaltkreislaufs: Er baut immer mehr Spannung auf, nervt und verfolgt die Familie mit seinen Anrufen. Schließlich explodiert er vor Wut und zertrümmert die Windschutzscheibe des Autos, das Elaines Schwester gehört.

Es gibt für gewalttätige Männer viele Möglichkeiten, den Kreislauf fortzusetzen, auch wenn sie nicht mehr Tisch und Bett mit ihrer Partnerin teilen. Er könnte beispielsweise das Rechtssystem dazu benutzen, mit dem Entzug des Sorgerechts für die Kinder zu drohen, oder sich weigern, Geld oder Vermögenswerte freizugeben, die der Frau laut Gesetzgebung zustehen. Er könnte auch den Kontakt mit den Kindern als Gelegenheit nutzen, die Gewaltspirale wieder in Gang zu setzen, indem er sich einmal zuvorkommend und hilfsbereit verhält und beim nächsten Mal in Gegenwart der Kinder seine Wut rauslässt. Er könnte Lügen via Facebook über Sie verbreiten, um Sie zu demütigen. Vielleicht belästigt er Sie sogar am Arbeitsplatz und gefährdet damit Ihren Broterwerb. Aber wie Sie inzwischen bestimmt erkannt haben, greift er dabei auf viele der gleichen Taktiken zurück, die er auch schon während Ihres Zusammenlebens angewendet hat. Sie sind nicht neu; Sie hatten nur gehofft, dass die Übergriffe enden, sobald Sie eigene Wege gehen.

Weitere Möglichkeiten, die Übergriffe auch nach der Trennung fortzusetzen, bieten SMS und E-Mails. Einige Frauen haben berichtet, dass sie »Liebeserklärungen« erhalten – der Partner beteuert, dass er sein Verhalten zutiefst bedauert, und gelobt, sich zu ändern. Andere Botschaften spiegeln die Phase des Spannungsaufbaus und des Gewaltausbruchs wider – er hat an allem etwas auszusetzen, wird beleidigend oder droht. Solche Verhaltensweisen können abermals verunsichern und fordern einen enormen emotionalen Tribut. Da die meistens von uns ihr Handy ständig in Griffweite haben, gewinnen einige gewaltbetroffene Frauen den Eindruck, als wäre ihr Expartner noch immer eng mit ihnen verbunden. Aus all diesen Gründen könnten Sie in Betracht ziehen, den Kontakt via SMS, E-Mail oder soziale Medien zu begrenzen. Wenn Sie es für unbedenklich halten, seine Telefonnummer zu blockieren, sollten Sie es tun. Wenn Sie wegen der Kinder in Verbindung bleiben sollten, überlegen Sie, wie oft Sie auf seine Botschaften antworten oder reagieren müssen. Vielleicht können Sie Ihr Handy ausschalten, wenn Sie Ihre Kinder betreuen, sich am Arbeitsplatz befinden oder zu Bett gehen. Wir wissen, dass es riskant sein kann, Nachrichten vom Expartner zu ignorieren; Sie müssen entscheiden, ob es sicher für Sie ist, sie unbeachtet zu lassen oder mit Verzögerung darauf zu reagieren. Ratsam ist jedoch, eine Einschränkung des Kontakts zumindest in Erwägung zu ziehen. Die Atempause, die Sie sich damit verschaffen, kann dazu beitragen, für sich selbst Klarheit und Stärke zu gewinnen.

Da viele Männer den Kreislauf der Gewalt auch nach der Trennung noch vorantreiben, sollten Sie auch weiterhin auf der Hut sein. Denken Sie nochmals gründlich über die Möglichkeiten nach, auf größere physische und emotionale Distanz zu Ihrem Expartner und seinen übergriffigen Taktiken zu gehen. Der Gedanke, sich immer noch gegen ihn wehren zu müssen, kann bedrückend sein. Ihnen wäre es gewiss lieber, wenn mit dem Ende der Beziehung auch die Kontrolle und die Verletzungen ein Ende hätten. Leider ist das nicht immer der Fall. Viele Frauen haben jedoch festgestellt, dass die Auswirkungen der Gewalt zu verblassen beginnen, wenn sie nicht länger mit dem Partner unter einem Dach leben und seinen Übergriffen nicht mehr alltäglich ausgesetzt sind. Die meisten Frauen fühlen sich sicherer und stärker, wenn eine gewisse Distanz zwischen ihnen und dem Partner besteht.

Leidet die Beziehung der Kinder zum Vater, wenn ich ihn verlasse?

Wenn Frauen darüber nachdenken, ob sie bleiben oder gehen sollen, spielt die Sorge um die Kinder immer eine große Rolle. Sie fragen sich, wie sich die Entscheidung auf die Beziehung der Kinder zum Vater auswirkt. Frauen, die eine Trennung ins Auge fassen, müssen damit rechnen, dass sie an den Pranger gestellt werden, weil sie die Kinder dem Vater entfremden. Ihnen wird vielleicht vorgeworfen, dass sie versuchen, die Vater-Kind-Beziehung zu zerstören, was verwirrend sein kann, weil sie in Wirklichkeit bemüht sind, ihre Kinder zu schützen. Frauen, die beschließen, die Beziehung fortzusetzen, geraten oftmals ebenfalls unter Beschuss, weil sie »zulassen«, dass ihre Kinder Zeugen oder Opfer der Gewalt werden. Wir sind überzeugt, dass Sie herauszufinden versuchen, was für Ihre Kinder am besten ist, auch wenn das nicht immer klar auf der Hand liegt.

Vielleicht bringt eine andere Sichtweise auf Ihre Situation mehr Klarheit. Es kann hilfreich sein, sich bewusst zu machen, dass einzig und allein Ihr Partner zu entscheiden vermag, ob er ein guter Vater sein will oder nicht. Und seine Wahl ist nicht davon abhängig, ob Sie mit ihm gemeinsam unter einem Dach leben. Wenn er im Beisein der Kinder Gewalt gegen Sie anwendet, fällt Ihnen der Entschluss, ihn zu verlassen, vielleicht leichter – den Kindern zuliebe. Sie leiten diesen Schritt ein, um sie zu schützen, und nicht, um die Vater-Kind-Beziehung zu »untergraben«. Sein Verhalten hat die Trennung unumgänglich gemacht, aber die Wahl, ein guter Vater zu sein, liegt dessen ungeachtet bei ihm. Gleich ob Sie bleiben oder gehen, nur Ihr Partner kann über sein Verhältnis zu seinen Kindern bestimmen. Die Beziehung zu Ihnen und die Beziehung zu den Kindern sind zwei Paar Schuhe, wie das folgende Beispiel zeigt. Es geht dabei nicht um die Frage, ob Sie bleiben oder gehen, sondern ob er die Absicht hat, ein Vater zu sein, bei dem sich die Kinder sicher und geborgen fühlen können.

Ted hatte seit Jahren ein Aggressionsproblem. Er begann eine Gruppentherapie und seine Frau Susan schloss sich einer Selbsthilfegruppe für gewaltbetroffene Frauen an. Sein Verhalten besserte sich nach und nach, aber Susan erkannte, dass sie allein leben wollte und musste, zumindest für eine Weile. Sie zog aus. Ted nahm weiterhin an den Gruppensitzungen teil und behandelte Susan und die beiden Kinder rücksichtsvoll und mit Respekt. Im Lauf der Zeit wurde Susan jedoch klar, dass es für sie kein Zurück mehr gab; Ted hatte mit seinem übergriffigen Verhalten zu großen Schaden angerichtet. Die Ehe war für sie beendet, ein Neustart ausgeschlossen. Sie hoffte jedoch, dass er bereit war, seinen Kindern auch weiterhin ein liebevoller Vater zu sein. Da Ted sein aggressives Verhalten abgelegt hatte und Susan mit Achtung behandelte, gelang es ihnen, eine vernünftige Sorgerechtsvereinbarung zu treffen. Die Kinder besuchen den Vater nun regelmäßig, sein Umgang mit ihnen und mit Susan ist respektvoll geblieben.

Diese Geschichte zeigt, dass ein Mann durchaus die Wahl hat, ein guter Vater zu sein, ungeachtet dessen, ob er mit seinen Kindern zusammenlebt oder nicht. Die Entscheidung liegt allein bei ihm. Ein guter Vater zu sein bedeutet aber auch, dass er die Mutter seiner Kinder respektvoll behandelt.

Schaffe ich es, die Kinder allein großzuziehen?

Möglicherweise haben Sie ein ungutes Gefühl bei der Vorstellung, Ihren Partner zu verlassen und sich mit Ihren Kindern ein neues Leben aufzubauen. Alleinerziehende Mütter haben es mitunter schwer. Vielleicht machen Sie sich Sorgen, ob Sie es schaffen, nicht nur die emotionalen Belastungen, sondern auch den finanziellen und sozialen Druck zu bewältigen, dem Sie nach einer Trennung ausgesetzt sein könnten. Sie müssen zahlreiche praktische Aspekte bedenken. Können Sie sich eine eigene Wohnung leisten? Steht Ihnen genug Geld für den Lebensunterhalt und die Erfüllung der Grundbedürfnisse Ihrer Kinder zur Verfügung? Können Ihre Kinder auch weiterhin ihren gewohnten Freizeitaktivitäten nachgehen (zum Beispiel Sport und Musikunterricht) oder müssen sie auf einige dieser Extras verzichten, zumindest vorübergehend?

Die Frauen überlegen auch, ob sie die Erziehung der Kinder im Alleingang stemmen können. Wenn Sie mit Ihrem Partner zusammenleben, könnte es hilfreich sein, Ihre derzeitige Situation genauer unter die Lupe zu nehmen. Möglicherweise erledigen ohnehin Sie den Großteil der Arbeiten, die in einem Haushalt mit Kindern anfallen. Halten Sie einen Augenblick inne und denken Sie über die Aufgabenverteilung nach. Am besten legen Sie zwei Listen an, in denen Sie vermerken, wofür Sie zuständig sind und welchen Beitrag er leistet – beim Putzen, Kochen, Einkaufen, Wäschewaschen und Bügeln, bei Chauffeurdiensten zum Arzt, zum Fußballtraining oder zur Bücherei, bei der Haushaltsplanung und dergleichen mehr.

Sind Sie bereit, die Familie allein zu managen?

Wie sieht oder sah die Aufgabenverteilung bei Ihnen und Ihrem Partner bislang aus?

Ich	Er

Wenn Sie sich die beiden Listen anschauen, erkennen Sie vielleicht, dass Ihr Partner nicht besonders viel zum Haushalt sowie zur Betreuung und zum Wohlbefinden der Kinder beizutragen pflegt. In diesem Fall fällt Ihnen möglicherweise die Vorstellung leichter, sie allein großzuziehen. Falls Ihnen dabei klar wird, dass Ihr Partner trotz allem eine wichtige und unverzichtbare Rolle im Leben Ihrer Kinder spielt, sollten Sie sich das Beispiel von Susan und Ted vor Augen halten: Getrennt von Ihrem Partner zu leben bedeutet nicht, dass Sie ihm seine Fähigkeiten als Vater absprechen.

Denken Sie auch daran, dass der Umgang mit einem übergriffigen Partner aufreibend ist. Sie haben vielleicht das Gefühl, am Ende Ihrer Kräfte zu sein und gelangen zu der Schlussfolgerung, dass Sie als alleinerziehende Mutter keine Chance haben. Doch die Erschöpfung lässt sich weitgehend auf die Übergriffe Ihres Partners zurückführen. Wären Sie weniger ausgelaugt und gewaltbelastet, würden Sie sich der alleinigen Verantwortung für Ihre Kinder vermutlich eher gewachsen fühlen. Dass dieser Umstand ins Gewicht fällt, lässt sich oft nur schwer erkennen, wenn man über längere Zeit mit den Aggressionen des Partners leben musste oder ihnen fortwährend ausgesetzt ist.

Was ist, wenn ich es für besser halte, den Kontakt der Kinder zu ihrem Vater zu unterbinden?

Normalerweise heißt es, dass die Kinder den Kontakt zum Vater aufrechterhalten sollten, doch das ist nicht in jedem Fall das Beste. Statt an solchen Verallgemeinerungen festzuhalten, sollten Sie Ihre spezifische Situation betrachten. Wenn Ihr Partner auch die Kinder misshandelt oder die Gewalt gegen Sie traumatische Auswirkungen auf sie hat, haben Sie einen guten Grund, den Kontakt zu begrenzen. Als Mutter sind Sie auf das Wohl Ihrer Kinder bedacht und versuchen, sie vor den Übergriffen zu schützen.

Möglicherweise haben Sie nicht das letzte Wort bei der Entscheidung, ob Ihr Partner ein regelmäßiges Umgangsrecht erhält. Die Gerichte zögern, den Kontakt des Vaters zu seinen Kindern zu verhindern. Wenn Sie darum kämpfen, dass der Umgang begrenzt oder untersagt wird, finden Sie unter Umständen nur wenige Verbündete. Man unterstellt Ihnen vielleicht Egoismus oder Rachsucht. Manchmal werden die Frauen vor Gericht beschuldigt, »unkooperativ« zu sein oder es darauf anzulegen, »die

Kinder ihrem Vater zu entfremden«. Falls Sie solche Vorwürfe kennen, empfiehlt es sich, noch einmal in Ruhe über Ihre Motive nachzudenken. Geht es Ihnen ausschließlich um das Wohl der Kinder, sollten Sie sich keine Schuldgefühle einimpfen lassen. Schließlich kennen Sie Ihre Kinder und die Familiensituation besser als jeder Außenstehende. Sie sind die Expertin, die weiß, was Ihre Kinder wirklich brauchen.

Wenn ein gemeinsames Sorgerecht verfügt oder vereinbart wurde, sehen Sie sich einer schwierigen und schmerzhaften Realität gegenüber. Ob es Ihnen gefällt oder nicht, die Verbindung zu Ihrem Partner bleibt weiterhin bestehen, zumindest bis Ihre Kinder volljährig sind. Ihr Partner versucht unter Umständen, nach wie vor Kontrolle über Sie auszuüben, indem er die Kinder instrumentalisiert. Der Kampf um das Sorgerecht und die Verweigerung bzw. Vernachlässigung der Unterhaltspflicht ist ein wirkungsmächtiges Mittel, dessen er sich bedienen kann, um Sie zu verletzten und seine Macht über Sie aufrechtzuerhalten.

Die größte Angst von Müttern besteht darin, ihre Kinder zu verlieren. Sie befürchten, dass ihnen das Sorgerecht aberkannt wird oder dass sie die Liebe und Achtung ihrer Kinder im Fall einer Trennung einbüßen könnten. Während unserer Zusammenarbeit mit gewaltbetroffenen Frauen haben wir jedoch immer wieder festgestellt, dass die langfristige Qualität der Beziehung unter dem Strich am meisten zählt. Ihr Partner schafft es vielleicht, die Kinder vorübergehend auf seine Seite zu ziehen, indem er ihnen teure Geschenke macht oder ihnen Lügen über Sie erzählt, die sie eine Zeit lang glauben. Solche Erfahrungen sind bitter. Aber trösten Sie sich: Ihrem Partner wird es nicht gelingen, der Rolle des »guten« Vaters konsequent und dauerhaft gerecht zu werden. Hier kommen Sie ins Spiel, als Quelle der Stabilität für Ihre Kinder. Sie können ihnen vor Augen führen, dass

Sie absolut verlässlich, berechenbar, liebevoll, aufrichtig und respektvoll sind. Für die meisten Kinder sind das Eigenschaften, die langfristig am stärksten ins Gewicht fallen.

Wir hoffen, dass wir in diesem Kapitel einige der Punkte angesprochen haben, die Ihnen bei der Überlegung, ob Sie die Beziehung beenden oder fortsetzen sollten, durch den Kopf gehen. Gehen oder bleiben? Diese Frage für sich selbst zu beantworten, kann schmerzlich sein. Und die Entscheidung ist niemals leicht. Es liegt keinesfalls in unserer Absicht, Ihnen eine Trennung nahezulegen. Wir sind der Meinung, dass nur Sie beurteilen können, was in Ihrer Situation sinnvoll ist. Treffen Sie die Entscheidung in Ihrem eigenen Tempo und auf Ihre eigene Weise. Sie wissen, was am besten – und sichersten – für Sie ist.

11. Wie bewältige ich das Trauma der Gewalt?

Eine Zeit lang fühlte ich mich richtig stark und glücklich. Ich dachte sehr selten an meinen Expartner. Doch dann ging ich mit meiner Tochter ins Schwimmbad. Ich sah die vielen Mütter und Väter, die gemeinsam mit ihren Kindern dort waren, und das stimmte mich traurig. Sie führten ein Familienleben, wie ich es mir immer für meine Tochter und für mich gewünscht hatte. Solche Erfahrungen sind entmutigend. Wie lange wird der Kummer noch andauern? Wann werde ich endlich das Gefühl haben, dass ich mir ein neues Leben, frei von Altlasten, aufbauen kann?

Jessica

Warum ist die Erfahrung so schmerzhaft?

Obwohl jede Frau das Trauma der Gewalt auf ihre eigene Weise bewältigen muss, gibt es einige Ähnlichkeiten. Der Heilungsprozess beinhaltet in der Regel Phasen intensiver Sorge und Trauer, aber auch Zeiten, in denen Neuorientierung und Hoffnung überwiegen. Zwischen diesen beiden Erfahrungen scheint kein Zusammenhang zu bestehen, doch in Wirklichkeit stellen sie die beiden Seiten derselben Medaille dar; sie gehen Hand in Hand. Werfen wir zuerst einen Blick auf den Traueraspekt.

Ist die Trauer ein Teil des Heilungsprozesses?

Eine Frau, die ihren Partner verlässt oder das Aus der Beziehung in Betracht zieht, durchläuft einen Trauerprozess, der vielschichtig und herausfordernd sein kann. Sie sehen sich wahrscheinlich mit schmerzlichen Gefühlen wie Bedauern und Kummer über den Verlust konfrontiert. Das sind typische Merkmale des Trauerprozesses. Ihr Leben ist nicht nach Ihren Vorstellungen verlaufen und die Hoffnungen und Träume, die Sie für Ihre Kinder hatten, sind ebenfalls wie Seifenblasen zerplatzt. Sie müssen zahlreiche, vielschichtige Emotionen bewältigen, und es kann sein, dass Sie sich in Ihrem Kummer alleingelassen fühlen. Vermutlich halten Sie viele Gefühle unter Verschluss, weil Freunde und Familienangehörige nicht begreifen, was Sie durchmachen, und unfähig sind, Ihnen die Unterstützung zu bieten, die Sie brauchen und verdienen.

In unserer Gesellschaft ist es statthaft, den Tod eines nahestehenden Menschen zu betrauern, sei es eines Elternteils, eines Kindes oder des Partners. Als Hinterbliebene erhalten wir emotionale und praktische Unterstützung, um den Trauer- und Heilungsprozess zu bewältigen. Andere Verluste, wie sie beispielsweise bei einer Scheidung zu verkraften sind, bleiben oft unbemerkt, vor allem, wenn eine Frau ihren gewalttätigen Partner verlässt. Dass auch bei einer Trennung oder Scheidung ein Trauerprozess stattfindet, wird häufig nicht erkannt. Man geht vielleicht davon aus, dass die Trennung einvernehmlich ist, weil die Ehe »nicht funktioniert« hat. Und selbst wenn der Verlust wahrgenommen wird, bietet unsere Gesellschaft kaum Möglichkeiten, ihn offen zu betrauern. Doch aus unserer Sicht kann auch eine Trennung und Scheidung schmerzlich und die Trauer ein wesentlicher Aspekt dieser Erfahrung sein.

Janettes Geschichte veranschaulicht einige Facetten dieser zusätzlichen vielschichtigen Herausforderung und zeigt, welche Unterschiede wir oft im Umgang mit Trauernden machen.

Horst, mein erster Mann, erlag einem Nierenversagen. Es war schrecklich. Er starb nach langer Krankheit, und nach seinem Tod war ich am Boden zerstört. Doch meine Familie und die Mitglieder meiner Kirchengemeinde waren wunderbar; sie gestanden mir zu, emotional ein Wrack zu sein. Ich weinte viel. Die Leute holten meine Kinder ab und unternahmen etwas mit ihnen, damit ich ein wenig zur Ruhe kommen konnte. Freunde brachten ständig Essen vorbei – unser Kühlschrank war voll mit vorgekochten Mahlzeiten, Keksen und Kuchen. Meinen Mann auf diese Weise zu verlieren, war furchtbar, aber meine Gemeinde stand mir zur Seite, und irgendwann, nach vielen Monaten, waren Schmerz und Verlust besser zu ertragen.

Meine zweite Ehe endete, weil mein Mann gewalttätig war. Verglichen mit dem Tod meines ersten Mannes war der Kummer genauso groß, aber viel komplizierter. Ich war lange Zeit völlig durcheinander und die Beziehung war ein einziges Chaos. Bevor ich einen endgültigen Schlussstrich zog, machte ich mehrmals den Versuch, sie zu beenden, kehrte aber immer wieder zu meinem Mann zurück, sodass kein klarer Bruch erfolgte. Meine Kinder (inzwischen erwachsen) setzten mir hart zu. Sie wollten, dass ich mich endlich trennte, und begriffen nicht, warum ich jedes Mal wieder rückfällig wurde. Aber ich liebte meinen Mann. Ich wollte, dass die Beziehung funktioniert. Ich wollte, dass die Übergriffe aufhörten, nicht aber die Beziehung.

Als ich dann beschloss, sie endgültig zu beenden, war ich am Boden zerstört, aber niemand, abgesehen von den Frauen in meiner Selbsthilfegruppe, konnte meinen Kummer nachempfinden. Einige Leute fanden, ich hätte meinen Mann schon längst verlassen sollen, und ich könne »mich doch jetzt freuen, den Absprung geschafft zu haben«. Andere war-

fen mir vor, das Beziehungsaus sei eine Kurzschlusshandlung gewesen, und brachten keinerlei Verständnis für meine schmerzliche und schwierige Entscheidung auf.

Die beiden Erfahrungen mit der Trauerbewältigung waren völlig unterschiedlich. Nach dem Scheitern meiner zweiten Ehe erwartete man von mir, meinen Kummer herunterzuschlucken. Niemand nahm den Verlust formal zur Kenntnis (wie es im Rahmen einer Beisetzung geschieht), und niemand brachte mir Suppe oder selbst gebackene Plätzchen.

Janette

Wie Janettes Geschichte zeigt, wird der Kummer einer Frau, die sich von ihrem Partner trennt, kleingeredet und der Verlust ignoriert. Die Leute sagen: »Das war doch ihre eigene Entscheidung, sich zu trennen« oder »Er war ein Ekel und sie kann froh sein, dass sie es endlich geschafft hat, Schluss zu machen«. Manchmal bekommen Frauen aber auch den Vorwurf zu hören, dass sie die Beziehung vorschnell aufgegeben haben. Auch dann bleibt die nötige Unterstützung aus. Zu den Argumenten gehören beispielsweise »Er hat sie nie geschlagen«, »Er scheint so ein netter Mann zu sein«, »Er hat sie nicht betrogen« oder »So schlimm kann es nicht gewesen sein!«. Der Verlust und der damit verbundene Trauerprozess werden vom sozialen Umfeld der gewaltbetroffenen Frauen selten anerkannt. Das kann schmerzlich sein, vor allem in einer Zeit, in der sie die Fürsorge und Unterstützung von Freunden, Familienangehörigen und professionellen Helfern dringend brauchen.

Und da der Partner gewalttätig ist, nimmt der Verlust möglicherweise zusätzliche Dimensionen an. Frauen verlieren häufig den Kontakt zur angeheirateten Familie (die ihnen manchmal genauso viel bedeutet wie die Blutsverwandten). Oft leidet auch die Beziehung zu gemeinsamen Freunden und Bekannten, die den

Lügen des Expartners Glauben schenken. Und wenn finanzielle Übergriffe hinzukommen, müssen die Frauen auch noch die schwerwiegenden finanziellen Folgen bewältigen, beispielsweise den Verlust von Wohneigentum oder Verschuldung.

Es kann traurig sein, feststellen zu müssen, wie viele Verluste Sie in Ihrer Situation verkraften müssen. Hier einige der Dinge, um die Frauen trauern:

- Ich bin traurig, weil mein Mann nicht der war, für den ich ihn hielt.
- Ich habe das Vertrauen in den Menschen verloren, dem ich am meisten vertraute.
- Ich bin traurig, weil ich meine Hoffnungen und Träume begraben musste.
- Mein Leben ist ganz anders verlaufen, als ich es mir vorgestellt hatte.
- Meine Familie ist nicht mehr das, was sie einmal war.
- Die Kinder wachsen in zwei Haushalten auf, sie sind nur noch zu 50 Prozent der Zeit bei mir.
- Es besteht keine Chance mehr, nur noch Hausfrau und Mutter zu sein. Ich muss arbeiten gehen.
- Meine Kinder zeigen mir die kalte Schulter.
- Ich habe mein Haus und meinen Garten verloren.
- Ich habe die meisten unserer gemeinsamen Freunde und die Mitglieder meiner Kirchengemeinde verloren.
- Ich habe meinen sozialen Status eingebüßt.
- Ich habe das Gefühl, dass man mir das Etikett »geschieden«, »alleinerziehende Mutter« und »zerrüttetes Elternhaus« anhängt.
- Ich habe keinerlei finanzielle Sicherheit mehr.
- Es kommt mir so vor, als hätte ich die besten Jahre meines Lebens vergeudet.

- Ich bekomme jetzt zu spüren, welche Chancen mir entgangen sind – vor allem hinsichtlich einer Karriere oder beruflicher Fortbildung.
- Ich habe alles verloren!

Wenn Sie die Beziehung zu Ihrem Partner beendet haben oder im Begriff sind, sie zu beenden, haben Sie schwerwiegende Verluste zu verkraften. Der Schmerz und das Bedauern, das Sie empfinden, scheinen bisweilen unerträglich zu sein, und wenn es Ihnen wie den meisten Frauen in dieser Situation ergeht, bringt Ihr soziales Umfeld wenig Verständnis für Ihre Reaktion auf und geizt mit Unterstützung im Trauerprozess. Vielleicht können Sie dieses Gefühl des Verlusts selbst nicht begreifen oder sich zugestehen. Wenn Sie in Betracht ziehen, Ihren Partner zu verlassen oder bereits gegangen sind, machen Sie vermutlich eine der schlimmsten Phasen Ihres Lebens durch. Wir hoffen, dass Sie trotz allem genug Unterstützung und Verständnis finden, um Ihre vielfältigen Verluste besser verkraften zu können.

Warum fällt es mir schwer, zu trauern?

Der Trauerprozess, der auf jeden schwerwiegenden Verlust folgt, kann langwierig und schmerzlich sein. Es ist normal, den Abschied von einem wichtigen Lebensabschnitt zu betrauern, gleich ob es sich um den Verlust des Arbeitsplatzes handelt, an dem wir uns wohlgefühlt haben, oder um den Verlust der Gesundheit. Auch das Ende der Beziehung zu einem uns nahestehenden Menschen zu bewältigen, erfordert Zeit und Trauerarbeit. Doch einige Frauen, die aus einer von Gewalt bestimmten

Beziehung aussteigen, sind nicht imstande, ihre Trauer zum Ausdruck zu bringen.

Manche fühlen sich innerlich wie erstarrt. Das heißt, das Gefühl der Trauer setzt aus bestimmten Gründen erst zu einem späteren Zeitpunkt ein. Es kommt beispielsweise vor, dass die Übergriffe nicht enden, wenn eine Frau ihren gewalttätigen Partner verlässt. Vielleicht müssen auch Sie die Trauerarbeit »vertagen«, müssen emotional standfest und gerüstet erscheinen, um keine Angriffsfläche zu bieten und sich selbst, Ihre Kinder oder Ihre finanzielle Sicherheit zu schützen. In diesem Fall fügt Ihnen der Mensch, dessen Verlust Sie beklagen, auch weiterhin Verletzungen zu, und Sie haben das Gefühl, von einem Extrem ins andere zu fallen: Sie pendeln bei jedem neuen Angriff Ihres Expartners zwischen abgrundtiefer Trauer und abgrundtiefer Wut hin und her. Im folgenden Beispiel beschreibt Frances dieses Wechselbad der Gefühle.

Lange Zeit ging es um das nackte Überleben. Ich konnte mich noch nicht um meine Wunden kümmern, weil noch kein Ende des Kampfes in Sicht war. Als ich einen Schlussstrich unter meine Beziehung zog, schaltete mein Partner sofort einen Anwalt ein. Er versuchte vor Gericht zu beweisen, dass ich absolut untauglich sei, ein Kind großzuziehen. Ich musste mit allen Mitteln, die mir zu Gebote standen, um meinen kleinen Sohn kämpfen. Inmitten des Rosenkriegs blieb mir keine Zeit, das Ende meiner Ehe zu bedauern. Ich war wütend und verstört, aber die Trauer um die Verluste, die ich erlitten hatte, setzte erst nach dem Prozess ein. (Zum Glück habe ich den Prozess um das Sorgerecht gewonnen und die Lügen meines Expartners wurden aufgedeckt.)

Frances

Vielleicht bleibt Ihnen keine Zeit, zu trauern, weil die Organisation des neuen Lebensabschnitts Ihre gesamte Aufmerksamkeit fordert. Sie müssen unter Umständen tausend Dinge regeln, beispielsweise eine neue Wohnung, Arbeit oder eine Kinderbetreuung finden. Solche Aufgaben sind schon unter normalen Umständen eine echte Herausforderung, aber am Ende einer von Gewalt geprägten Beziehung noch schwerer zu bewerkstelligen. Angst, Erschöpfung, mangelnde Unterstützung, finanzielle Belastungen und eine angeschlagene Gesundheit sind nur einige der Faktoren, die ein Gefühl der Überforderung verursachen können.

Die gesellschaftlichen Erwartungen in einer solchen Situation sind oft ziemlich unrealistisch. Würden wir von den Geiselopfern nach jahrelanger Gefangenschaft erwarten, dass sie sich unmittelbar nach ihrer Befreiung einen Job suchen, eine Wohnung mieten, ein Auto kaufen und die Küchenschränke mit Lebensmitteln füllen? Wohl kaum. Wir würden ihnen jegliche Unterstützung zuteilwerden lassen und ihnen Zeit für den Heilungsprozess einräumen; wir würden die traumatischen Auswirkungen ihrer Erfahrungen berücksichtigen und ihnen die Möglichkeit geben, das Geschehen zu verarbeiten. Doch auch eine Frau, die sich aus dem Kreislauf der Gewalt befreit hat, braucht Zeit für den Heilungsprozess, die Trauerbewältigung und die Neuregelung ihres Alltags.

Die meisten Frauen haben das Gefühl, dass sie im ersten Jahr nach der Trennung vollauf damit ausgelastet sind, zu »überleben«. Sie haben weder die Zeit noch die emotionale Energie, eine Strichliste ihrer Verluste zu führen. Die täglichen Herausforderungen des Lebens lassen wenig Raum für persönliche Reflexion und Selbstheilung. Und sofern Kinder da sind, haben deren emotionale Bedürfnisse in der Regel Vorrang vor den eigenen.

Oft kommt Trauer erst geraume Zeit nach der Trennung auf

und bricht völlig unverhofft über die Frauen herein. Plötzlich machen sich die Verluste mit aller Macht bemerkbar. Leider sind viele Familienangehörige und Freunde zu diesem Zeitpunkt der Meinung, die Betroffenen müssten die Trennung »längst überwunden« haben, sodass sie weder die erforderliche Fürsorge noch eine hilfreiche Unterstützung erhalten.

Warum trauere ich der Beziehung nach, obwohl ich meinen Partner noch gar nicht verlassen habe?

Einige Frauen haben erklärt, dass sie ihrer Beziehung nachtrauerten, obwohl sie noch mit ihrem Partner zusammenlebten. Vielleicht ergeht es Ihnen genauso, ohne dass es Ihnen bewusst geworden ist. Sie erlebten Niedergeschlagenheit und Wut – und das sind Aspekte der Trauerarbeit. Was bedeutet diese Trauer? Sie haben zahlreiche Verluste erlitten. Ihre Beziehung ist nicht so verlaufen, wie Sie es sich gewünscht hatten. Ihr Partner hat sich nicht als der Vater erwiesen, den Sie sich für Ihre Kinder erhofft hatten. Es ist ganz natürlich und normal, dass Sie um all die Dinge trauern, die sich anders entwickelt haben als geplant. Der Trauerprozess ist vielschichtig, wenn sich die Verluste im Rahmen einer jahrelangen schwierigen Beziehung anhäufen.

Meine Ehe fand ganz allmählich zu ihrem Ende, im Verlaufe vieler Jahre. Marks hasserfülltes Verhalten war wie ein Krebsgeschwür, das meine Liebe zu ihm nach und nach zerstörte. Mark starb nicht, wohl aber meine Liebe zu ihm. Es war ein langsamer und schmerzvoller Prozess; mir war bewusst, dass ich der Beziehung nachtrauerte, obwohl ich noch mit ihm zusammenlebte. Ich dachte beispielsweise: »Das ist wohl alles, was ich erwarten kann«, und dann wurde ich sehr traurig, weil meine Ehe nicht so war, wie ich es mir gewünscht hatte.

Jody

In gewisser Hinsicht gleicht der Trauerprozess, den Jody beschreibt, dem eines Menschen, der einen Angehörigen an die Alzheimer-Krankheit verliert. Er vollzieht sich schleichend, langsam und schmerzlich. Die Verluste erstrecken sich über einen längeren Zeitraum und man trauert der Person, die einem so nahestand, noch zu ihren Lebzeiten nach. Auf ähnliche Weise verlieren Frauen ganz allmählich ihre Hoffnungen und Träume für die Beziehung.

Können Sie Jodys Erfahrungen nachvollziehen? Die Verluste häufen sich bereits, während Sie noch mit Ihrem Partner unter einem Dach leben; alle gewaltbetroffenen Frauen haben berichtet, dass sie in dieser Zeit oft traurig waren. Trauergefühle sind einfach nicht an das Ende der Beziehung gebunden. Wenn Sie sich bisher keinen Reim darauf machen konnten, warum Sie bisweilen so traurig sind, könnte der Kummer über die erlittenen Verluste die Ursache sein. Ein großer Teil des Lebens, das Sie sich für die Kinder und sich selbst erträumt hatten, konnte nicht auf die erwünschte Art gelebt werden.

Warum habe ich nach dem Beziehungsaus so widersprüchliche Gefühle?

Wie wir in diesem Kapitel gesehen haben, kann Trauer überaus machtvoll und kräftezehrend sein, aber Sie erleben vielleicht auch Phasen der Hoffnung und der gespannten Erwartung auf die gewaltfreie Zukunft, die vor Ihnen liegt. Machen Sie sich bewusst, dass sowohl die schmerzlichen Gefühle der Trauer als auch die positiven Gefühle der Neuorientierung zur Bewältigung der traumatischen Gewalterfahrung beitragen.

Nach unserer Beobachtung erleben die meisten Frauen im ersten Jahr nach der Trennung eine Achterbahn der Gefühle, ein Auf und Ab, das verwirrend sein kann. Manchmal werden sie von der Trauer über die zahlreichen Verluste überwältigt, die sie nach dem Beziehungsaus verkraften müssen, während sie zu anderen Zeiten froh und erleichtert sind, dass sie es geschafft haben, einen Schlussstrich zu ziehen. Diese Ambivalenz ist völlig normal. Die Aufarbeitung der widersprüchlichen Gedanken und Gefühle ist eine Schlüsselkomponente im Heilungsprozess und unerlässlich, um das Trauma der Gewalterfahrung zu bewältigen.

Bei vielen Frauen schließt dieser Heilungsprozess sowohl die Trauer angesichts der Vergangenheit als auch den hoffnungsfrohen Schritt in Richtung Zukunft ein. Sie spüren und erfassen die Verluste, die sie erlitten haben, während sie sich gleichzeitig ein neues Leben aufbauen. Die folgende Übersicht zeigt, wie der Heilungsprozess auch für Sie aussehen könnte. Wie in den meisten Situationen, die mit Gefühlen verbunden sind, verläuft das reale Leben nicht so klar und übersichtlich, wie ein Schaubild es darstellen kann. Sie befinden sich vielleicht seit Stunden oder Tagen in der Wiederaufbauphase, nur um plötzlich festzustellen, dass Sie wieder in die Trauerphase zurückfallen. Oder Sie trauern über einen längeren Zeitraum, bis Sie völlig unverhofft angesichts irgendeiner Kleinigkeit unbändige Freude und Hoffnung verspüren. Während das Leben seinen Lauf nimmt, gewinnt bei vielen Frauen das positive Gefühl und oft sogar die Freude an der gewonnenen Freiheit und Eigenständigkeit die Überhand. Die in den beiden Rubriken »Wiederaufbau« und »Trauer« aufgeführten Beispiele sollen Ihnen helfen, einen Sinn hinter all den widersprüchlichen Gefühlen zu erkennen, die sich auf dem Weg der Heilung einstellen, und Ihnen Hoffnung für die Zukunft machen.

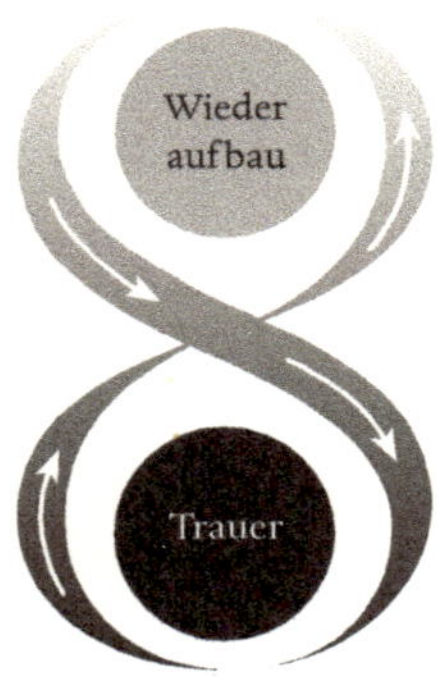

Der Heilungsprozess

Der Wiederaufbau ist der Teil des Heilungsprozesses, in dem Sie einen Neuanfang wagen und hoffnungsvoller in die Zukunft blicken. Die Gewalterfahrung hat Ihnen viel genommen, und Sie bauen nun nach und nach wieder auf, was Ihr Partner zerstört hat. Nachfolgend sind einige der Gefühle und Empfindungen während dieser Phase aufgelistet, von denen die Frauen in unseren Selbsthilfegruppen berichtet haben. Kreuzen Sie diejenigen an, die auch auf Sie zutreffen.

Gefühle in der Wiederaufbauphase

- ○ Ich habe Hoffnung.
- ○ Ich fühle mich stark.
- ○ Ich habe das Gefühl, meinen Seelenfrieden gefunden zu haben.
- ○ Ich fühle mich sicher (oder sicherer).
- ○ Ich komme mir »normal« vor.
- ○ Ich bin erleichtert.
- ○ Ich bin voller Energie.
- ○ Manchmal fühle ich mich richtig euphorisch.
- ○ Ich freue mich.
- ○ Ich bin fröhlich und gut gelaunt.
- ○ Ich fühle mich in meiner Entscheidung bestätigt.
- ○ Ich habe ein stärkeres Selbstwertgefühl.
- ○ Ich fühle mich verjüngt.
- ○ Ich bin positiv gestimmt.
- ○ Ich denke klarer.
- ○ Ich bin gespannt auf meine Zukunft.
- ○ Ich fühle mich schön.
- ○ Ich bin in der Lage, Entscheidungen zu treffen.
- ○ Ich bin optimistisch.
- ○ Ich habe einen besseren Durchblick.
- ○ Ich entdecke neue Möglichkeiten.
- ○ Ich habe mehr Kontrolle über mein Leben.
- ○ Ich bin zuversichtlicher.
- ○ Ich vertraue mir selbst.
- ○ Ich vertraue meiner Intuition.
- ○ Ich mag mich.
- ○ Ich bin dabei, herauszufinden, wer ich wirklich bin.
- ○ Ich entdecke mich neu.
- ○ Ich bin wütend.

○ ______________________________
○ ______________________________
○ ______________________________
○ ______________________________
○ ______________________________
○ ______________________________

Wir hoffen, dass Sie einige dieser lebensbestätigenden Gefühle aus eigener Erfahrung kennen, und sei es nur aus kurzen Momenten. In der Zeit unmittelbar nach der Trennung treten diese positiven Emotionen bei vielen Frauen eher selten oder nur verhalten auf, da es zahlreiche Dinge gibt, die sie wieder in die Trauerphase des Heilungsprozesses zurückkatapultieren. Erst wenn die Trauer für eine Weile abklingt, können sie durchatmen und Hoffnung schöpfen, dass sie irgendwann wieder Freude und Zufriedenheit empfinden und die Vergangenheit ein für alle Mal begraben können. Dass es irgendwann geschafft sein wird, mit diesem Kapitel ihres Lebens abzuschließen.

Im unteren Teil des Bildes ist die Trauerphase dargestellt. In diesem Teil des Prozesses können sich einige der nachfolgend aufgelisteten Gefühle und Empfindungen bemerkbar machen. Kreuzen Sie diejenigen an, die auf Sie zutreffen.

Gefühle in der Trauerphase

○ Ich empfinde meine Situation als hoffnungslos.
○ Ich fühle mich hilflos.
○ Ich versinke in Selbstmitleid.
○ Ich bedaure meine Kinder.
○ Ich mache mir Sorgen wegen der langfristigen Auswirkungen auf meine Kinder.

- ○ Es tut mir so leid, dass meine Kinder nicht das Leben haben, das ich mir für sie wünsche.
- ○ Ich habe keinen Appetit.
- ○ Mir ist ständig übel.
- ○ Ich trauere den gemeinsamen Freunden nach, die ich verloren habe.
- ○ Ich mache mir Sorgen, dass ich noch weitere Freunde verliere.
- ○ Ich bin völlig antriebslos, verbringe den ganzen Tag auf der Couch oder im Bett.
- ○ Es fällt mir schwer, Entscheidungen zu treffen.
- ○ Ich fühle mich verletzt.
- ○ Ich bin traurig.
- ○ Es bricht mir das Herz.
- ○ Ich trauere um den Verlust meines Zukunftsentwurfs.
- ○ Ich bin einsam.
- ○ Ich komme mir wie eine Versagerin vor.
- ○ Ich bin frustriert.
- ○ Ich empfinde Bedauern.
- ○ Ich fühle mich verantwortlich für das Scheitern der Beziehung.
- ○ Einige negative Gedanken drängen sich mir immer wieder auf.
- ○ Ich überlege ständig, warum es so und nicht anders gelaufen ist.
- ○ Ich habe Schuldgefühle.
- ○ Ich schäme mich.
- ○ Ich habe Angst, anderen zu vertrauen.
- ○ Ich fühle mich von meinen Freunden und Familienangehörigen verraten.
- ○ Ich habe das Gefühl, aus der Bahn geraten zu sein und mich in einem fortwährenden Übergangszustand zu befinden.

○ Ich bin völlig verwirrt.
○ Ich habe das Gefühl, mich zusammenreißen zu müssen, um das Leben zu ertragen.
○ Ich sehe keine Zukunftschancen.
○ Ich bin zutiefst deprimiert.
○ Ich habe das Gefühl, zu ersticken.
○ Ich trauere der Familie nach, die ich verloren habe (auch seinen Angehörigen).
○ Ich mache mir Sorgen um meine finanzielle Situation.
○ Ich fürchte, dass ich nie wieder eine gute Beziehung zu einem Mann aufbauen kann.
○ Ich bin besorgt / nervös.
○ Ich bin erschöpft.
○ Ich fühle mich überfordert.
○ Meine Gesundheit hat gelitten.
○ Ich bin wütend.
○ ______________________________
○ ______________________________
○ ______________________________
○ ______________________________
○ ______________________________

Das Bild, das einer Acht gleicht, ist nach oben und unten hin offen, um Sie daran zu erinnern, dass Sie diesen anstrengenden emotionalen Prozess irgendwann abschließen können.

Es kann auch Zeiten geben, in denen Sie sich in keiner der beiden Phasen befinden. Vielleicht fühlen Sie sich innerlich wie erstarrt, wie zuvor beschrieben. Manchmal sind Sie dermaßen überfordert von der Situation, dass Sie sowohl die positiven als auch die schmerzlichen Gefühle ausblenden. In den Tagen nach der Trennung von ihrem Partner schrieb Care in ihr Tagebuch:

»Mir gehen so viele Gedanken durch den Kopf. Ich kann sie unmöglich alle verarbeiten, deshalb fange ich gar nicht erst damit an. Ich mache dicht.«

Es gibt alle möglichen Dinge, die Sie veranlassen könnten, »dichtzumachen«. Wenn Sie um Ihr Leben fürchten, vor Gericht um Ihre Kinder kämpfen oder Stress in Hülle und Fülle bewältigen müssen, haben Sie vielleicht das Gefühl, das sei das Einzige, was Sie tun können, um zu überleben.

Aber auch hier sollten Sie Nachsicht mit sich selbst üben. Es gibt Zeiten, in denen es ungeheuren Mut und große Kraft fordert, auch nur den Tag zu überstehen. Doch nach unserer Erfahrung werden Sie die emotionale Energie aufbringen, die Sie für den Heilungsprozess brauchen, sobald Sie diese intensive Phase der Krise hinter sich gelassen haben.

Warum bin ich so wütend?

Sie haben gewiss bemerkt, dass Wutgefühle in beiden Listen genannt werden. Wie kommt es, dass gewaltbetroffene Frauen sowohl in der Wiederaufbau- als auch in der Trauerphase Wut empfinden? Wir sind überzeugt, dass Wut eine wichtige Rolle bei der Bewältigung der traumatischen Erfahrungen spielt und dass es mehr als eine Form von Wut gibt. Manche Wutgefühle steigern die Energie. Sie tragen dazu bei, dass Sie »stark bleiben« und für Ihre Belange kämpfen. Sie stellen eine Antriebskraft dar, die dazu dient, sich ein besseres Leben aufzubauen. Viele Frauen erkennen, dass kontrollierte Wut ein machtvoller Katalysator sein kann, um die schwierigen Aufgaben, die vor ihnen liegen, beherzt in Angriff zu nehmen.

Auf der anderen Seite gibt es Wutgefühle, die in stärkerem Maß mit der Trauer verknüpft sind. Frauen werden wütend, wenn sie die erlittenen Verluste in ihrem Leben zusammenrechnen. Sie haben das Gefühl, wesentlicher Dinge beraubt worden zu sein. Es ist schwer, zu sagen, wie man mit dieser Wut umgehen sollte. Vielleicht sind Sie wütend auf Ihren Partner und auf die verheerenden Auswirkungen seines Verhaltens, aber trauen sich nicht, Ihren Gefühlen Ausdruck zu verleihen. Darüber hinaus richtet sich Ihre Wut möglicherweise auch gegen bestimmte Personen und Einrichtungen, die Sie enttäuscht haben. Normalerweise können Sie nur wenig dazu beitragen, das Unrecht aus der Welt zu schaffen. Viele Frauen beschreiben diese Form der Wut als »heimlichen Groll«. Da sie unterdrückt wird, ist sie eher belastend und manchmal fühlen sich Frauen dadurch wie gelähmt. Einige haben Angst vor der Wut, die sich in ihnen aufstaut, und machen sich Sorgen, wozu sie fähig sein könnten, wenn sie sich eines Tages Bahn bricht. Es ist wichtig, dass Sie Ihre berechtigten Wutgefühle zulassen und einen geschützten Rahmen finden, in dem Sie offen damit umgehen können. Versuchen Sie, Tagebuch zu führen, oder schließen Sie sich einer Selbsthilfegruppe für Frauen an, wo Sie lernen, dass diese Reaktionen wichtige Elemente im Heilungsprozess sind.

Vielleicht fällt es Ihnen schwer, Ihre Wut zu akzeptieren. Sie hat möglicherweise eine bisher unbekannte Intensität erreicht, mit Gefühlen und Gedanken, die Angst machen. Viele von uns sind mit der Botschaft aufgewachsen, dass es sich für eine Frau »nicht schickt«, in Wut zu geraten. Dazu kommt, dass Ihr gewalttätiger Partner ja gezeigt hat, was man damit anrichten kann. Halten Sie sich jedoch vor Augen, dass die Wut selbst nicht das Problem ist. Sie stellt eine normale, gesunde menschliche Empfindung dar. Angesichts der vielfältigen Verletzungen, die Ihnen zugefügt wurden, ist es daher durchaus angemessen, Wut zu verspüren. Die Herausforderung ist vielmehr der Umgang mit Wutgefühlen. Wie bereits erwähnt, sollten Sie versuchen, sie als Antriebskraft zu nutzen, um Schritte zu unternehmen, die Ihnen den Weg in ein besseres, gewaltfreies Leben ebnen.

Falls Ihre Wut Sie eher schwächt als stärkt, sollten Sie diesen Umstand als Teil des Heilungsprozesses betrachten und nach hilfreichen Möglichkeiten Ausschau halten, sie zum Ausdruck zu bringen. Wut ist nicht immer angenehm, aber Sie werden feststellen, dass sie nicht ewig währt. Nach unserer Erfahrung klingen die intensiven und bisweilen beängstigenden Wutgefühle mit der Zeit ab.

Stimmt etwas nicht mit mir?

Der Heilungsprozess – die Überwindung der traumatischen Erfahrungen und Verluste – verläuft oft chaotisch. Viele Frauen fürchten, dass sie nahe daran sind, »den Verstand zu verlieren«. Doch die Sorge ist unbegründet: Sie leisten einfach emotionale Schwerstarbeit, ungeachtet der Phase im Heilungsprozess, in der sie sich überwiegend befinden.

Die Trauer kann so intensiv sein, dass eine professionelle Begleitung unerlässlich wird. Der Therapeut sollte Ihre Erfahrung nachvollziehen können und Sie unterstützen. Das ist nicht immer der Fall: Vielleicht haben Sie sich an jemanden gewandt, dem der Zusammenhang zwischen den komplizierten Trauergefühlen, den Auswirkungen der Gewalt und Ihrer Niedergeschlagenheit, Angst und Erschöpfung entgangen ist. Einige Therapeuten oder Unterstützer gehen pauschal davon aus, dass Sie eine psychische

Störung haben, beispielsweise unter Depressionen oder Panikattacken leiden. Was sich wirklich dahinter verbirgt, sind jedoch die Spuren der Gewalterfahrung. Manche Frauen finden es hilfreich, eine Zeit lang Medikamente zu nehmen, aber es ist wichtig, sich daran zu erinnern, dass es sich bei Ihrem Verhalten um normale menschliche Reaktionen auf extreme äußere Umstände handelt.

Auch Ihre physische Gesundheit könnte beeinträchtigt sein, während Sie die verschiedenen Phasen dieses intensiven Heilungsprozesses durchlaufen. Engegefühl in der Brust, Magenprobleme, Kopfschmerzen, Schlafstörungen und chronische Erschöpfung sind Beispiele für körperliche Beschwerden, die sich bei Frauen bisweilen bemerkbar machen, wenn sie beginnen, ihre Erfahrungen zu verarbeiten. Sie sollten diese physischen Symptome nicht ignorieren und einen Arzt aufsuchen. Aber die meisten Frauen stellen fest, dass sie im Lauf der Zeit abklingen.

Bedauerlicherweise müssen manche Frauen feststellen, dass sie von wichtigen Bezugspersonen in ihrem sozialen Umfeld aufgrund ihrer Trauergefühle kritisiert werden, wo sie sie doch eigentlich unterstützen könnten. Man wirft Ihnen möglicherweise vor, dass Sie auf der Stelle treten, statt Ihr Leben beherzt in die Hand zu nehmen, und möglicherweise bekommen Sie sogar zu hören, dass mit Ihnen etwas nicht stimmt. Denken Sie jedoch daran: Gleich, ob Sie gerade trauern oder im Begriff sind, zu neuen Ufern aufzubrechen, Sie befinden sich auf dem Weg der Genesung. Nehmen Sie sich die Zeit, Ihre Stärken zu entdecken und sich für die harte emotionale Arbeit, die Sie leisten, anerkennend auf die Schulter zu klopfen.

Warum leide ich unter dem Ende einer so »furchtbaren« Beziehung?

Wie bereits erwähnt, gibt es Freunde, Familienangehörige, Nachbarn, Arbeitgeber und andere, die den Kummer und den Schmerz nicht nachvollziehen können, die Sie empfinden. Sie sind der Meinung, dass Sie sich glücklich schätzen sollten, endlich den Absprung aus einer so »furchtbaren« Beziehung geschafft zu haben. Doch Sie befinden sich inmitten eines komplexen Heilungsprozesses und für solche Gedanken ist es vielleicht noch zu früh.

Während Sie trauern, wird Ihnen möglicherweise erstmals das ganze Ausmaß der Verletzungen und Folgen der Gewalttätigkeit Ihres Expartners bewusst. Die Übergriffe werden unter Umständen sogar fortgesetzt und bringen neue unheilvolle Auswirkungen mit sich.

Es ist hilfreich, sich daran zu erinnern, dass Trauergefühle meistens dann auftreten, wenn etwas zu Ende gegangen ist. Wir beklagen beispielsweise den Tod eines Menschen oder den Verlust unseres Zuhauses oder Arbeitsplatzes. Bei einem Beziehungsaus gibt es kein klar definiertes Ende. Ihr Partner ist nicht gestorben; er setzt seine Übergriffe eventuell fort, verletzt Sie unter Umständen sogar regelmäßig. (Das gilt vor allem, wenn Sie Kinder haben und sich nicht so leicht komplett lösen können.) Wahrscheinlich ist auch, dass Sie sich nach der Trennung vor allem an seine »guten Seiten« erinnern. Nach der Lektüre des Buches erkennen Sie vielleicht eher, dass seine scheinbar positiven Charaktereigenschaften und Vorzüge oft nur ein Mittel zum Zweck waren, um Sie zu manipulieren; sie gehörten zur Phase der verstärkten Zuwendung, die dem Erhalt der Macht und Kontrolle über Sie diente. Dennoch fühlten sie sich authentisch an, und dass die meisten gewalttätigen Männer auch gute Seiten haben, sei ihnen unbenommen. Sie hätten sich mit Sicherheit nicht für Ihren Partner entschieden, wenn es anders gewesen wäre. Deshalb empfinden Sie bei der Erinnerung an die guten Zeiten, die Sie miteinander hatten, vielleicht einen Hauch Sehnsucht nach dem, was Sie verloren haben.

Da der Heilungsprozess, den Sie durchlaufen, so vielschichtig und intensiv ist, sind Sie in dieser Phase Ihres Lebens besonders verletzlich. Viele Frauen stellen fest, dass Ihr Gefühlsleben einem Scherbenhaufen gleicht. Sowohl die Trauer- als auch die Wiederaufbauphasen erfordern ein hohes Maß an emotionaler Energie. Es ist wichtig, dass Sie sich Ihre potenzielle Verwundbarkeit bewusst machen. Aus diesem Grund sollten Sie sich reiflich überlegen, ob Sie während des Heilungsprozesses eine neue Beziehung eingehen. Freunde und Familienangehörige spornen Sie vielleicht an, sich wieder »auf die Pirsch zu begeben«, aber Sie sollten Ihrer Intuition vertrauen und sich die Zeit nehmen, die Sie brauchen, um Ihre traumatischen Erfahrungen zu überwinden.

Wird mich der Schmerz ein Leben lang begleiten?

Die Bewältigung des Beziehungstraumas ist ein langwieriger Prozess. Damit wollen wir Sie keinesfalls entmutigen, sondern Ihnen nur versichern, dass Ihre derzeitigen Erfahrungen völlig normal sind. Trotz aller Ängste besteht keine Gefahr, allmählich »den Verstand zu verlieren«, nur weil Ihre intensiven und widersprüchlichen Gefühle Sie zu einer Achterbahnfahrt zwingen. Viele Frauen verzweifeln, da der Trauerprozess kein Ende zu nehmen scheint. Sie möchten die Vergangenheit ein für alle Mal hinter sich lassen und ein neues Leben beginnen. Sie möchten das Kapitel abschließen. Vielleicht hilft Ihnen das Wissen, dass der Trauer- und Wiederaufbauprozess lange dauern kann, aber der Schmerz immer mehr nachlässt. Die Bewältigung der traumatischen Erfahrung ist harte Arbeit, aber von zentraler Bedeutung.

Frauen bestätigen immer wieder das alte Sprichwort, dass die Zeit alle Wunden heilt. Sie werden feststellen, dass die Gefühle abklingen und der Heilungsprozess bald nicht mehr Ihre gesamte Aufmerksamkeit fordert. Bei Frauen, die eine Weile gewaltfrei leben konnten, gibt es nach eigenen Aussagen immer wieder Tage, an denen sie sich wieder »völlig normal« fühlen.

Auch der Heilungsprozess selbst verändert sich mit der Zeit. Anfangs überwiegt bei den meisten Frauen die Trauerphase. Das ist ganz natürlich, wenn jemand einen so schweren Verlust erlitten hat. Danach gewinnt die Wiederaufbauphase allmählich die Oberhand. Nachdem Sie durch das Kontrollverhalten Ihres Partners jahrelang »kurzgehalten« wurden, begrüßen Sie nun den Aufbruch zu neuen Ufern, die neuen Beziehungen und Erfahrungen. Manchmal lernen Sie dabei einiges über sich selbst, entdecken Talente und Fähigkeiten, von denen Sie nicht wussten, dass sie in Ihnen schlummerten.

Wenn Sie schon eine Weile getrennt leben, verbringen Sie wahrscheinlich viel Zeit in der Wiederaufbauphase. Möglicherweise stellen Sie aber fest, dass es Auslöser gibt, die Sie in die Trauerphase zurückkatapultieren. Visuelle Reize, Gerüche und Erinnerungen beschwören die Trauer um den Verlust wieder herauf. Wichtige Ereignisse wie Geburtstage und Jahrestage können ebenfalls belastend sein. Feiertage wie Weihnachten, die den Stellenwert eines harmonischen Familienlebens in den Vordergrund rücken, können eine Welle der Traurigkeit mit sich bringen, weil sich Ihre Familie anders entwickelt hat als erhofft. Familienfeiern haben unter Umständen die gleiche Wirkung. Eine Hochzeit oder eine Beerdigung, bei denen Sie Ihrem Expartner wiederbegegnen, können gleichfalls schwer zu verkraften sein.

Es gibt keine einzig wahre Methode, die traumatischen Erfahrungen zu bewältigen. An manchen Tagen werden Sie sich wie befreit fühlen, an anderen Tagen werden Sie Trauer empfinden, weil Sie wieder etwas entdeckt haben, was Ihnen verloren gegangen ist. Seien Sie geduldig mit sich selbst und versuchen Sie, sich mit Menschen zu umgeben, die den langen und komplexen Weg verstehen, auf dem Sie sich befinden. Und halten Sie sich immer wieder vor Augen, dass Sie auch diese Phase Ihres Lebens durchstehen. Wir haben im Lauf der Jahre mit zahllosen Frauen zusammengearbeitet, die Gewalt erfahren haben. Wir hatten das Privileg, hautnah mitzuerleben, wie sie auf neue, spannende Weise an den Herausforderungen wuchsen, die sie beim Aufbau eines eigenständigen, erfüllten und sinnvollen Lebens für sich (und ihre Kinder) bewältigen mussten. Auch Ihnen wird das gelingen!

Kann ich mit Hoffnung in die Zukunft blicken?

Wir möchten dieses Buch mit den Berichten von fünf Frauen abschließen, die allen Grund haben, hoffnungsvoll in die Zukunft zu blicken. Ihre Geschichten zeigen, dass Hoffnung verschiedene Formen annehmen kann, je nach persönlicher Situation. Auch Sie werden, wenn nicht schon heute, so doch irgendwann in absehbarer Zukunft den sprichwörtlichen Silberstreifen am Horizont entdecken.

Ich habe meinen Partner erst vor ein paar Monaten verlassen, aber schon jetzt spüre ich Klarheit und Stärke in mir. Ich war unfähig zu erkennen, wie schlimm die Situation wirklich war, bis ich den Absprung gewagt und festgestellt habe, was es bedeutet, ständig am Rande des Abgrunds zu leben.

Gillian

Brian und ich lebten zweiundzwanzig Jahre zusammen, danach war ich ein Wrack. Er zerstörte mein Selbstwertgefühl. Ich war überzeugt, weder liebenswert noch akzeptabel zu sein. Ich zog alles in Zweifel, was mich betraf. Trennung und Scheidung waren hart, und das empfinde ich noch heute so. Ich habe eine Menge Geld für Anwälte ausgegeben und musste bei meinen Familienangehörigen und Freunden um Verständnis ringen. Doch so schwer es auch sein mag, ich bin froh, dass ich gegangen bin. Nach und nach hatte ich die Möglichkeit, eine eigenständige Person zu werden. Ich treffe meine eigenen Entscheidungen, führe ein selbstbestimmtes Leben. Ich möchte anderen gewaltbetroffenen Frauen eines sagen: Es kann nur noch bergauf gehen! Ich sehe mich in meinem jetzigen Leben vielen Herausforderungen gegenüber, aber ich fühle mich unendlich viel besser als früher.

Marcia

Ich bin zutiefst dankbar dafür, dass sich mein Mann von Grund auf geändert hat. Ich weiß, das kommt nicht oft vor. Es hat Jahre gedauert, bis es ihm gelungen ist, mein Vertrauen zurückzugewinnen, aber heute fühle ich mich sicher und geborgen bei ihm. Gleichzeitig habe ich alles getan, um selbst stark zu werden. Die Lektüre dieses Buches, meine wunderbare Selbsthilfegruppe und ein paar Schutzmaßnahmen haben mir ermöglicht, bei ihm zu bleiben, während er an sich gearbeitet hat. Ich habe Hoffnung für unsere gemeinsame Zukunft, aber ich bin überzeugt, dass ich die Situation, wie sie damals war, nie mehr akzeptieren würde. Ich hoffe, dass unsere Beziehung Bestand hat und zunehmend gefestigt wird, aber ich weiß auch: Egal, was geschieht, ich stehe es durch.

Sylvia

Ich habe Sean vor drei Jahren verlassen; inzwischen habe ich jemanden gefunden, mit dem mich eine liebevolle und respektvolle Beziehung verbindet. Er ist völlig anders als mein Expartner. Ich hatte nie richtig wahrgenommen, was mir fehlte, bis ich es bei ihm fand. Für Glen stehen meine Bedürfnisse immer an erster Stelle. Er akzeptiert mich so, wie ich bin, und bringt mir Wertschätzung entgegen. Er ist mein bester Freund. Wir können über alles reden. Er ist bodenständig, treu und aufrichtig, und wir führen eine Beziehung auf Augenhöhe. Bei ihm habe ich meinen Seelenfrieden gefunden.

Julie

Ich bedaure, Ryan jemals begegnet zu sein, aber es tut mir nicht leid, dass ich ihn verlassen habe. So schmerzlich und hart das Ganze auch war, ich bin froh, dass ich den Absprung gewagt habe. Ich habe das Gefühl, wieder zu mir selbst gefunden zu haben. Ich weiß wieder, wer ich bin. Ich fühle mich stark, und es steht mir frei, meine eigenen Träume und Gedanken zu verfolgen. Ich bin sicher, dass ich mit Hoffnung in die Zukunft blicken kann.

Carol

Nachwort

Seit vielen Jahren vertrauen uns gewaltbetroffene Frauen ihre persönliche Geschichte an. Einige Auszüge aus ihren Berichten finden Sie in diesem Buch. Die Offenheit, mit der sie uns immer neu begegnen, ist ein Geschenk, das wir zu schätzen wissen. Jede dieser Geschichten ist erinnerungswürdig – sie zeugt von Stärke, Mut und Weisheit. Wir haben bestimmte Facetten ihrer Erfahrungen aufgezeichnet, denn die Gewalt in all ihren Formen erschließt sich erst in den Geschichten der Betroffenen. Für uns ist Gewalt gegen Frauen weder eine Theorie noch ein gesellschaftliches Phänomen; sie ist eine Realität und findet mitten unter uns statt, wenn auch meist hinter verschlossenen Türen. Obwohl jede Geschichte einzigartig ist, weisen die Erfahrungen, Gedanken und Gefühle der Frauen, die der Gewalt durch einen geliebten Menschen ausgesetzt sind oder waren, bemerkenswerte Ähnlichkeiten auf. Sie sehen sich dem gleichen Dilemma und den gleichen Irrungen und Wirrungen gegenüber.

Wir hoffen, dass wir Sie mit diesem Buch davon überzeugen konnten, dass Sie nicht allein sind. Es gibt andere, die verstehen und nachempfinden können, wie schwierig die Situation ist, in der Sie sich befinden.

Wir hoffen auch, dass wir Ihnen helfen konnten, Ihre eigene Gewaltsituation klarer wahrzunehmen und Ihre Stärke, Ihren Mut und Ihre Weisheit zu würdigen.

Dank

Wir danken allen Frauen, die wir kennenlernen, beraten und von denen wir lernen durften. Ihre Sehnsucht nach einer sichereren Zukunft hat uns viel über die Stärke des menschlichen Geistes und unsere unerschöpfliche Kapazität für die gegenseitige Fürsorge gelehrt. Wir möchten ihnen unseren tief empfundenen Dank aussprechen. Ihre Weisheit und ihr Mut haben uns veranlasst, ihre Geschichten zu erzählen.

Danken möchten wir auch jenen Frauen, die mit ihren wertvollen Einsichten und Vorschlägen einen wichtigen Beitrag zur Entstehung des Buches geleistet haben. Ihre Kommentare und Ermutigungen haben uns motiviert und uns den Weg gewiesen.

Bruce McAndless-Davis zählte von Anfang an zu unseren eifrigsten Unterstützern. Die erste Auflage des Buches wäre ohne seinen nachhaltigen Ansporn und Hunderte von Arbeitsstunden seinerseits nicht zustande gekommen. Er hat bei unserem Abenteuer Selbstverlag die unterschiedlichsten Aufgaben übernommen, unter anderem Verlagsleiter, Buchhalter und Technik-Guru. Sein Engagement und seine Hilfe waren für uns von unschätzbarem Wert.

Besonderer Dank geht an Sherwin Arnott von Pink Sheep Media, der seine Kreativität, seinen messerscharfen Verstand und seine ethischen Überzeugungen in die Gestaltung der zweiten Auflage des Buches einbrachte. Er führte uns mit Geduld und Ausdauer in die Welt der sozialen Medien ein (ein Sog, dem wir uns nicht entziehen konnten), und wir sind dankbar für die vielen Kontakte, die dadurch entstanden.

Jill Cory: Karen, dein Wissen und dein unerschütterliches Engagement für die Sicherheit von Frauen ist für mich eine stete Quelle der Inspiration. Es ist ein großes Glück, mit dir arbeiten und von dir lernen zu dürfen.

David, du hast mich gelehrt, was respektvolle Beziehungen zwischen Männern und Frauen ausmachen. Dafür danke ich dir von ganzem Herzen.

Karen McAndless-Davis: Jill, deine feste Überzeugung, dass Männer und Frauen eine liebe- und respektvolle Beziehung auf Augenhöhe führen können, hat Bruce und mich dazu inspiriert, so zu leben und zu lieben, dass es ein wahres Geschenk ist. Dein Glaube daran, dass ich anderen Frauen Orientierung zu geben vermag, gab den Anstoß zu meiner Mitarbeit an diesem Buch. Die große Achtung und Einfühlsamkeit, mit der du allen Frauen begegnest, stützt sich auf eine innere Einstellung, die ich voller Dankbarkeit zu meiner eigenen gemacht habe.

Bruce, im Verlauf meiner beruflichen Tätigkeit hatte ich oft das Gefühl, an meine Grenzen zu gelangen. Du hast mir jedes Mal gut zugeredet und gesagt: »Du schaffst das!« Danke.

Die Autorinnen

Jill Cory und Karen McAndless-Davis sind Freundinnen und Kolleginnen. Sie teilen ein starkes Mitgefühl und gleichzeitig großen Respekt für Frauen, die in ihrer Partnerbeziehung Gewalt ausgesetzt waren oder sind. Gemeinsam bringen sie mehr als vierzig Jahre therapeutische Erfahrung in ihre Arbeit ein.

Jill Cory begann während ihres Graduiertenstudiums an der University of Calgary in einem Frauenhaus zu arbeiten. Sie war tief berührt von der inneren Stärke der Frauen, die dort Zuflucht gefunden hatten und versuchten, das übergriffige Verhalten ihres Partners zu verstehen. Sie beschloss daher, die Beratung und Unterstützung gewaltbetroffener Frauen zum Schwerpunkt ihrer beruflichen Tätigkeit zu machen. 1987 zog sie nach Vancouver und wurde von der University of British Columbia mit der Erforschung der vielfältigen Hürden und Herausforderungen betraut, denen sich Frauen gegenübersehen, die aus einer gewaltbelasteten Beziehung aussteigen wollen. In den nachfolgenden sieben Jahren entwickelte und moderierte sie Therapiegruppen für Frauen, die Gewalt in ihrer Partnerbeziehung erfahren hatten, und gehörte zu einem Team, das Selbsthilfegruppen für gewalttätige Männer leitete. Jill Cory ist seit achtzehn Jahren im BC Women's Hospital & Health Centre tätig und hält landesweit Workshops und Seminare zum Thema Gewalt gegen Frauen ab, um die regional verfügbaren Gesundheits- und Sozialdienste für die Betroffenen zu verbessern. Sie lebt seit einunddreißig Jahren mit ihrem Partner David zusammen; sie haben zwei erwachsene Kinder, Becky und Ben.

Das leidenschaftliche Engagement von Karen McAndless-Davis für das Thema Beziehungsgewalt leitet sich aus ihrer persönlichen Erfahrung ab. Ihr Mann, Bruce McAndless-Davis, war zu Beginn ihrer Ehe gewalttätig. Nach jahrelanger harter Arbeit an sich selbst änderte er sein aggressives Verhalten und die Überzeugungen, auf denen es beruhte. Karen und Bruce sind inzwischen seit mehr als fünfundzwanzig Jahren verheiratet; ihre Beziehung ist harmonisch und von gegenseitigem Vertrauen und Respekt geprägt.

Karens Leben hat durch die Teilnahme an einer Selbsthilfegruppe für gewaltbetroffene Frauen eine positive Wendung genommen. Die nachhaltige Verbesserung weckte in ihr das Bedürfnis, die dabei gewonnenen Erkenntnisse mit Frauen in ähnlichen Situationen zu teilen. Seit mehr als achtzehn Jahren bietet sie Einzel- und Gruppenberatungen für Frauen an und unterstützt die Gründung von Selbsthilfeinitiativen auf regionaler Ebene. Darüber hinaus veranstaltet sie überregionale Schulungen für gewaltbetroffene Frauen, die auf dem traumasensiblen und frauenzentrierten Ansatz dieses Buches basieren. Karen und Bruce McAndless-Davis haben zwei Kinder, Luke und Isaac.

Weitere Informationen finden Sie unter whenlovehurts.ca

Weiterführende Hinweise und Adressen

Beratung und Unterstützung Deutschland

Wenden Sie sich in Notsituationen immer zuerst an den Notruf der Polizei 110.
In akuten Situationen schnelles Hilfsangebot um z. B. vorübergehend in einem Frauenhaus Obdach zu finden.

»Gewalt gegen Frauen« 08 000 116 016
Bundesweites Hilfstelefon
Vom Bundesamt für Familie und zivilgesellschaftliche Aufgaben. Ist auf Wunsch anonym nutzbar. Über die Internetseite wird eine Gebärdendolmetschung angeboten.
Dolmetscherinnen gewähren eine telefonische Beratung auch in den Sprachen Türkisch, Polnisch, Russisch, Englisch, Französisch, Spanisch, Portugiesisch, Italienisch, Serbokroatisch, Bulgarisch, Rumänisch, Persisch, Vietnamesisch, Mandarin und Arabisch.
www.hilfetelefon.de

Opfertelefon Weißer Ring 116 006 (bundesweit)
Anonym, kostenlos und 24 Stunden am Tag erreichbar.
Schnelle Hilfe bei juristischen und medizinischen Fragen.

Hilfe beim Finden von Übergangslösungen.
www.weisser-ring.de

Terre des femmes (**Frauenrechte-Organisation**)
Beratung für betroffene Frauen und Mädchen, Angehörige und Freunde telefonisch und online.
Telefon: 030 / 40 50 46 99 30 (Mo – Fr)
www.frauenrechte.de/online/index.php

bff: Bundesverband Frauenberatungsstellen und Frauennotrufe
Zusammenschluss von rund 170 Frauenberatungsstellen und Frauennotrufen.
Unkomplizierte und wohnortnahe Hilfe.
www.frauen-gegen-gewalt.de

Der Verein Frauenhauskoordinierung (FHK) **e. V.**
Angebot einer Frauenhaus- und Beratungsstellensuche über die Homepage.
www.frauenhauskoordinierung.de

Gewaltlos
Internetberatung des Sozialdienstes katholischer Frauen
www.gewaltlos.de

Anti Violence Awareness (AVA)
Online-Hilfe bei Häuslicher Gewalt. In Deutsch und sieben weiteren Sprachen möglich. Für Menschen mit (Seh-)Behinderung geeignet.
Informationen zu Flucht und Rechtsstreit. Checkliste, Anträge und Adressen zum Herunterladen.
www.gewaltschutz.info

ZIF – Zentrale Informationsstelle Autonomer Frauenhäuser
Angebot einer Frauenhaussuche in Wohnortnähe.
www.autonome-frauenhaeuser-zif.de/de/autonome-frauenhaeuser/adressliste

SUSE hilft
Gute Informationsquelle für Frauen und Mädchen mit Behinderung, die von Gewalt betroffen sind.
www.suse-hilft.de/das-ist-gewalt/haeusliche-gewalt/haeusliche-gewalt-und-behinderung.html

Informationen zur Anonymen Spurensicherung (Terre des femmes)
www.frauenrechte.de/online/index.php/themen-und-aktionen/haeusliche-und-sexualisierte-gewalt/unterstuetzung-fuer-betroffene/anonyme-spurensicherung

Selbsthilfe

Selbsthilfegruppen Links
Austausch und Informationen für Frauen die Gewalt in der Partnerschaft erfahren haben
www.re-empowerment.de

Blog, mit Fokus auf psychischer und verbaler Gewalt gegen Frauen
lisablog50.blogspot.de/

Selbsthilfe Forum für Personen und Angehörige, die Gewalt und Missbrauch erfahren haben
www.insel-des-lebens.de

Bundesweite Kontakt- und Informationsstelle zur Anregung und Unterstützung von Selbsthilfegruppen
www.nakos.de

Bietet Müttern eine Austausch- und Informationsmöglichkeit zu verschiedenen Themen, z. B. häusliche Gewalt
www.muetterlobby.de

Beratung und Unterstützung Schweiz

BIF (Kantonal anerkannte Opferberatungsstelle)
Kostenloses Beratungsangebot für Frauen, die häusliche Gewalt in ihrer Ehe / Partnerschaft erfahren haben, sowie für deren Angehörige und Fachpersonal.
www.bif-frauenberatung.ch

Frauenhaus Schweiz
www.frauenhaus-schweiz.ch /

Die Opferhilfe-Beratungsstellen in der Schweiz
www.opferhilfen-schweiz.ch

Schweizerischen Konferenz der kantonalen Sozialdirektorinnen und Sozialdirektoren (SODK).
http: //www.sodk.ch /fileadmin /user_upload /Fachbereiche / Opferhilfe /Adresslisten /2017. 06. 19_OH-Beratungsstellen.pdf

Nottelefon Winterthur
www.frauennottelefon.ch

Beratung und Unterstützung Österreich

Hilfstelefon 0800/222555
www.frauenhelpline.at

Opfernotruf des Weißen Rings 0800 112112
www.opfer-notruf.at

Autonome österreichische Frauenhäuser
www.aoef.at/index.php/frauenhaeuser2

Helpchat
www.haltdergewalt.at

Gewaltschutzzentren
www.gewaltschutzzentrum.at

Beratung und Unterstützung international

Bietet eine Übersicht an Frauenberatungsstellen oder Frauenhäusern innerhalb Europas.
www.wave-network.org